バスキュラーアクセス実践ガイド
写真から学ぶ作り方と考え方

當間茂樹 医療法人社団平成会 とうま内科

Practical Guide for Vascular Access

東京医学社

著者紹介

當間 茂樹（とうま　しげき）昭和21年8月13日生

略　歴

昭和40年	那覇高等学校卒業
昭和46年	弘前大学医学部卒業
昭和46年	長野県佐久総合病院内科（腎疾患と透析）
昭和51年	新潟大学木下内科
昭和53年	長野県佐久総合病院へ帰任
昭和55年	那覇市立病院内科
平成7年	とうま内科開設
	平成会とうま内科理事長

所属学会

国際腎臓学会
国際血液浄化学会
日本腎臓学会
日本透析医学会指導医，評議員
日本内科学会
九州HDF検討会

日本臓器移植ネットワーク，西日本支部支部長補佐
沖縄県臓器移植推進協議会会長

目次

序 1

- i　Vascular access の種類 4
- ii　血管の診察と管理 5
    - 1．血管の診察 5
    - 2．輸液 5
    - 3．術前の抗凝固薬，抗血小板薬 6
- iii　上肢血管の特徴 6
- iv　Vascular access 作製と透析開始の時期 8
- v　AVF 作製部位の選択 9
- vi　Vascular access 作製前の患者への説明 10
- vii　手術機器 12

I　AVF 作製の基本的事項 15

- 1．局所麻酔（1％リドカイン）.. 15
- 2．皮切から血管の剥離まで 15
    - 1）皮切 15
    - 2）皮神経の剥離と処置 16
    - 3）静脈の剥離 19
    - 4）術中に 1％リドカイン，ヘパリン生食散布 23
    - 5）橈骨動脈の剥離，露出 23
    - 6）血管の拡張 23
- 3．静脈の開窓法（直線）.. 24
- 4．動脈の開窓法（楕円）.. 25
- 5．動静脈の吻合 26
- 6．皮膚の閉鎖 28
- 7．シャントの穿刺開始時期について 29

II 橈骨動脈と橈側皮静脈のAVF ... 30

III Arterio-Venous Graft（AVG） ... 35

- 1．正中上腕動脈と皮静脈の表在化およびAVG（ポリウレタン） ... 37
- 2．正中上腕動脈と伴走静脈のAVG（ポリウレタン） ... 39
- 3．正中上腕動脈と橈側皮静脈のAVG（ポリウレタン） ... 40
- 4．正中上腕動脈と尺側皮静脈のAVG（E-PTFE） ... 40
- 5．上腕部のAVG（ポリウレタン） ... 40
- 6．AVGのデザイン ... 41

IV 表在化 ... 43

- 1．橈骨動脈の表在化 ... 43
    - 1）初回AVF作製時の吻合部血管の表在化 ... 43
    - 2）修復時の表在化 ... 43
    - 3）閉塞したAVFの橈骨動脈の使用例 ... 44
- 2．上腕での動静脈の表在化（Shunt less） ... 45
    - 1）左上腕cephalic veinの表在化 ... 46
    - 2）左上腕動脈と上腕basilic veinの表在化 ... 46
    - 3）右上腕動脈と上腕皮静脈の表在化（皮下トンネル法） ... 47
    - ＊皮下トンネルの作製法 ... 48
    - 4）トンネラーを用いた左上腕動脈の表在化 ... 49
    - 5）ケリーを用いた左上腕動脈の表在化 ... 50
    - 6）血流の少ないbasilic veinの表在化1 ... 51
    - 7）血流の少ないbasilic veinの表在化2 ... 52
    - 8）高度に石灰化した上腕動脈の表在化 ... 52
- 3．右大腿動静脈の表在化 ... 53
- 4．外頸静脈の表在化 ... 56
- 5．大伏在静脈の表在化 ... 57
    - 1）浮腫の圧排 ... 57
    - 2）右大伏在静脈の表在化 ... 58

V Vascular Access穿刺にかかわる注意点 ... 59

- 1．血管瘤 ... 59
- 2．一般的な注意点 ... 60
    - 1）穿刺前のシャント肢の観察 ... 60
    - 2）穿刺部位の選択 ... 60

3）消毒法 ·· 60
　　　4）穿刺 ·· 60
　　　5）止血操作 ·· 61
　　　6）緊張したシャント血管 ·· 62
　　　7）細い自己血管 ·· 62
　　　8）拡張の悪い血管 ·· 62
　　　9）作製直後のシャント血管 ···································· 62
　　10）シャント血管のない場合 ···································· 62
　　11）人工血管の穿刺 ·· 62
　　　　①ポリウレタン ·· 62
　　　　②E-PTFE ·· 63
　　12）穿刺針の選択 ·· 63
　　13）回路と穿刺針との接続 ·· 63
　　14）穿刺針と血液回路の固定 ···································· 63
　3．止血操作のため皮膚壊死を生じた例 ······················· 63

VI　ボタンホール穿刺法　66

　1．概要 ··· 66
　2．人工血管のボタンホール穿刺 ··································· 69

VII　Arterial Access Port（AAP）　71

　1．AAP作製法 ··· 72
　2．注意事項 ··· 74
　3．穿刺法 ··· 74
　4．合併症 ··· 74
　　　1）肉芽形成 ·· 75
　　　2）不良肉芽の処理 ·· 75

VIII　シャント化された血管の変化　76

　1．静脈の変化 ··· 76
　2．動脈の変化 ··· 80
　3．縫合糸の運命 ··· 81
　4．人工血管内腔の変化 ··· 82

IX 中心静脈の狭窄・閉塞（静脈高血圧，側副路） ... 85

    1）前腕から上腕までの狭窄や閉塞 ... 85
    2）中心静脈での狭窄や閉塞 ... 86
    3）過大流量 AVF に対するバンディング ... 86

X Vascular Access 閉塞時の緊急避難 ... 91

    1．閉塞時の緊急処置（血栓） ... 91
    2．緊急時の Vascular Access ... 92
        1）カテーテル留置 ... 92
        2）動脈穿刺 ... 93
        3）吻合部の穿刺 ... 93
        4）グラフト閉塞部からの刺入 ... 94
        5）静脈の確保 ... 95

Key Words Index ... 96

＊本書の症例で使用されている略語

ASO：arteriosclerosis obliterans　閉塞性動脈硬化症
CABG：coronary-aortic bypass graft surgery　冠動脈バイパス術
CGN：chronic glomerulonephritis　慢性糸球体腎炎
DM：diabetes mellitus　糖尿病
GN：glomerulonephritis　糸球体腎炎
HD：hemodialysis　血液透析
MI：myocardial infaction　心筋梗塞
PTA：perctaneous transluminal angioplasty　経皮的血管形成術
RA：rheumatoid arthritis　リウマチ関節炎
SLE：systemic lupus erythematosus　全身性エリテマトーデス
EF：ejection fraction　左室駆出分画

序

　血液透析を行うにあたっては，患者の血液を取り出し，透析後これを患者に返さなければならない。そのためにさまざまな工夫がなされてきた。Abel は実験動物の動静脈を露出し，これにガラス管を挿入し体外循環を可能とした。その後，Scribner はテフロンチップとシリコンチューブから成る external shunt（外シャント）を発明し，慢性血液透析の普及に結びつけた。これは，体外に出た arterio-venous graft（AVG）である。Cimino と Brescia は arterio-venous fistula（AVF）を作製し，それは外シャントに対し internal shunt（内シャント）と呼ばれた。AVF は感染に強く，血栓形成や閉塞も少ない画期的方法であった。現在，ほとんどの血液透析患者に AVF が作製されている。シャント（shunt）とは，動脈血を静脈に短絡する意である。

　AVF，AVG とは，動脈血を静脈へ持続的に流すという<u>異常な循環動態を人為的に作製</u>するもので，従来の血管外科にはない発想であった。血管外科の場合，狭窄あるいは閉塞した動脈を人工血管もしくは自家動静脈に置換するために血管吻合を行っているのである。<u>バイパスされた冠動脈や移植された血管に針を刺すことはありえない。</u>しかし血液透析においては，このシャント化された血管は少なくとも年間 312 回も穿刺され，<u>高圧，高速の血流に曝され酷使される。</u>さらにシャント流量のコントロールはきわめて困難であり，長期的には心臓に対する過剰な負荷を強いることを理解しておく必要がある。このように，高圧，高速の血流に曝された静脈（静脈弁を含む）は時間の経過とともに<u>内膜肥厚，拡張，伸展，屈曲，絞扼，瘤形成などをきたし，吻合部や静脈弁や屈曲部の石灰化，狭窄，閉塞に至る。</u>血管の条件や作製技術にかかわらず<u>シャントはいずれ閉塞する消耗品</u>として，<u>次の再建方法を考慮しつつ作製すること</u>が大切である。

　吻合の技術は特別なものではなく，それを目的化してはならない。

　Vascular access（VA）の作製には多くの医師がかかわっているが，決して一部とは言えないほどに，その考え方や姿勢には問題があると筆者は感じている。以下のごときは如何なものだろうか。

　1）初心者の血管吻合の練習に適している。
　2）作製は短時間で行うことが望ましい。
　3）静脈へ高圧な動脈血を流し込むのであるから，細い静脈であってもいずれ拡張する。

4）吻合がうまくできればよい．
5）利用できる血管があれば，AFV，AVG は部位を問わず作製してよい．
6）緊急時の透析にはカテーテル挿入が第一選択である．

　十分な血流が流れさえすればよいのではない．穿刺が容易で，長期間の開存を目指すべきであり，そのためには自分の作製した VA の修復，再建などにも責任を持ってあたらなければ上記の事項は理解できないだろう．"修復，再建の直後からの透析をどのように行うべきか"も重要な課題である．中心静脈へのカテーテル挿入以外に方法はないのだろうか．技術の進歩が先行しており，他の方法に目が向いていないのではないか．筆者はここ20数年間，VA 閉塞時の血液透析に際し，中心静脈の穿刺を行わず血液透析を可能にしてきた．AVF，AVG の作製にはデザインという概念が必要不可欠である．

　いかに優れたスタッフでも，医師の指示，同意なしには正常に機能している VA（AVF，AVG）を用いる以外の方法（吻合部や動脈硬化による自然の表在化動脈の穿刺）は選択できない．これは，穿刺をしない（できない）透析医の問題である．

　使い難い VA を作製した医師に"そのことを明確に伝えることは気まずい"は世界共通のようである．しかし彼らは透析の現場を知らないだけであり，VA の潰れていく過程を実感できていないのである．すばらしい技術を持つ医師は多数おり，認識の誤りに気づかせるだけで大きな力を発揮し味方となるはずである．

　本書は外シャントの時代から現在に至るまでの41年にわたる筆者の経験に基づく記録である．術者の数ほど，さまざまな変法の存在する VA であるが，自験例から得られた知見を基に書き連ねた．独断と偏見に満ちているかもしれない．しかし，患者ごとに条件は異なり，それぞれの患者にとって最適な方法でデザインしなければならない．多数例から得られる統計学的エビデンスはここにはないが，1例ずつの積み重ねから得られるオピニオンは貴重である．自分の作製した AVF が閉塞し修復を繰り返すとき，さまざまな方法を考えなければならない．そのことが筆者に知恵を授けてくれた．使いやすく，長持ちする VA の作製に役立つことを信じ，30万人もの透析患者の VA 作製，修復に習熟した医師が輩出することを願いつつ本書を世に送り出すことにした．

＊Vascular access か，Blood access か？

　血液を得て透析するのであるから Blood access でよさそうだが，血管にアクセスしなければ血液を得ることはできないので Vascular access が正しいのか．英語圏の人たちがそう言い始めたのだからきっとそうなのだろう．

　Vascular access を単にシャントと呼んでいる医師，看護師，技士もいるようで，正確に理解しておく必要がある．表在化動脈に対しシャント音が聞こえないためシャントの閉塞を疑うなど，理解し難い場面に遭遇することもある．透析に際し穿刺され，血液を得る方法すべてをシャントと特別に固有名詞化している感さえある．

＊本書の写真

写真撮影は，術者自身が行えば狙った獲物が手に入る。

筆者の使用している卓上型エチレンオキサイド滅菌器は60℃程度まで加熱するが，電池，メモリーカードをセットしたデジタルカメラ（防水型）を滅菌し，術中，常に手元に置いて適宜撮影した。最近のデジタルカメラ（防水型）は1年以上故障せず耐えている。

＊助手の役割

俗に鉤引きといわれる助手の仕事は目立たないが，きわめて重要である。視野は狭く，術者の意図を先読みしなくてはならない。適切な方向に鉤を引き，固定糸を動かすことも必要で，引きすぎてはいけないし，不足でも小言を食らう。術者に見せることを優先し，自分には見えない。一連の操作の切れ目までは動かしてはいけない。今ここで手が欲しいとき，助手の手や器具がタイミング良く出てくることほど嬉しいことはない。優れた助手は優れた術者に勝る。術者の真後ろから両者のやりとり，術野の進行状況を眺めることが研修には適しているかもしれない。吻合手技そのものは人工血管を用い自分の部屋でもできる。剝離は現場でなくては無理だ。デザインは頭の中で。

＊皮静脈の名称

通常，手首から上腕に至る本管らしい太い静脈が橈骨側と尺骨側に1本づつあり，それぞれCephalic vein，Basilic veinと教科書に記載されている。その日本語訳は橈側皮静脈，尺側皮静脈とされる。しかし上腕には橈骨と尺骨はないでの辻褄が合わず，奇異に感じる。上腕部のBasilic veinは皮静脈と呼ぶには深すぎる。

森於菟 著の解剖学に以下の記載がある。"字義通りに訳すればCephalic veinは頭静脈，Basilic veinは貴要静脈である。この非科学的な名称はどちらも瀉血に関係があり，前者から血をとると頭痛が治るとの考えが行われ，後者は瀉血のさい特に重要視されたためであろうといわれるが真偽は不明である。"

この著者によれば（Netterも同様）本書の伴走静脈が上腕静脈であるが，その太さからすれば格が違いするぎる。Vascular Accessに関わる者以外の面々にとっては興味を覚えないことかもしれない。

ⅰ．Vascular access の種類

1．AVF（areterio-venous fistula：動静脈瘻）
以下の対応する動静脈を吻合する．
AVF に用いられる動脈：橈骨動脈，尺骨動脈，上腕動脈，大腿動脈
AVF に用いられる静脈：橈側皮静脈（cephalic vein），尺側皮静脈（basilic vein），大腿静脈，大伏在静脈

2．AVG（arterio-venous graft）
AVF に用いられた動静脈すべてが使用される．稀に上腕動脈の伴走静脈が用いられる．

3．カテーテル：内頸静脈，鎖骨下静脈，大腿静脈
カテーテルの使用は可能な限り避けたい．

4．動脈の直接穿刺：橈骨動脈，尺骨動脈，上腕動脈，大腿動脈
局所麻酔下に行う．橈骨動脈へ 18 G 針の穿刺が可能な例は少なくない．

5．動脈の表在化：橈骨動脈，尺骨動脈，上腕動脈（正中〜腋窩），大腿動脈
Vascular access 手術を頻回に受け血管の荒廃した例や心機能低下例に行う．
返血できる静脈の確保が必要である．
筆者は対応する上腕の basilic vein や大腿静脈の表在化を同時に併設することが多い．

6．静脈の表在化：basilic vein，大伏在静脈，大腿静脈，外頸静脈
これらは動脈の表在化と同時に作製され，単独で行うことは少ない．

カテーテルの挿入は可能な限り避けたい選択肢である．ここ 20 年間，筆者は動脈の直接穿刺や吻合部近くの閉塞した静脈から動脈へのアプローチ（閉塞したグラフトも同様）で対応できており，カテーテル挿入は不要であった．多くの場合，他のスタッフでも穿刺可能である．その間に新設，修復を行うのである．

正中で上腕動脈と basilic vein または cephalic vein の間で単純に吻合された AVF は穿刺困難なことがある．定位置にある basilic vein の穿刺可能な範囲は正中付近に限られており，上腕に至ると脂肪層の中へ深く潜り込むため，可能な限りこの静脈を表在化したい．また，拡張した静脈による神経の伸展が持続する疼痛を引き起こすことがあり，伴走する皮神経に配慮する必要がある．

External shunt（外シャント）から internal shunt（内シャント）への移行期にはさまざまなグラフトの開発が盛んに行われた．Sparks silicone mandril method，umbilical cord vein graft，bovine graft，swine graft，Hemasite などであるが，期待に反し開存率は低く，E-PTFE（expanded poly-tetra-fluoro-ethylene）に取って代わられた．現在，ポリウレタンとともに広く用いられている．グラフトには生体適合性が求められるが，生体適合性の完璧な自己静脈でさえ狭窄，閉塞するのであるから，生体適合性の追求は，AVG の開存性に関しては限定的にしか貢献できないであろう．動脈に存在する弾性板に代わる圧のバッファーをグラフトに加味できないものだろうか．

ⅱ．血管の診察と管理

　血液透析導入を前提とするとき，常に以下の事柄に配慮しておかなければならない．血管の診察に際し最も必要な物品は駆血帯である．現場では駆血帯を用い，肉眼で血管の走行を確認し，指で触れて穿刺を行うのであり，VA の作製者は解剖を熟知し，穿刺を想定し事にあたるべきである．

1．血管の診察（冷たい手，寒い部屋での診察は避ける）

　特に両上肢の血管の状態を十分観察する必要がある．将来シャントの閉塞をきたし修復が必要なときのことも念頭に置いて診察する．静脈の走行，弁の位置，太さ，硬さなど駆血帯を巻いて手を開閉させ，十分静脈を怒張，拡張させて観察すること．さらに，術者の両手を用い静脈に圧を加え，必要であれば患者が痛がる程度に加圧し静脈を拡張させる．触診で静脈の太さ，深さを感じ取らなければならない．触診できないような静脈は穿刺も難しい．皮静脈本管以外の細い静脈は吻合できたとしても，拡張は期待できず，使用に耐えないため用いるべきではない．

　初めての AVF 作製例であっても，過去のカテーテル留置や冠動脈バイパス術（coronary artery bypass grafting：CABG）のため橈骨動脈の採取例，乳癌の術後例，ペースメーカー装着例では事前の十分な検討が必要である．過去に AVF 造設を経験した患者も，慎重に全身の静脈を観察しなければならない．特に注意すべきは側副血行路拡張の有無である．吻合可能な動静脈があっても，側副路の拡張は中枢側の狭窄を意味するので，安易にシャント化してはならない．シャント化しても早晩閉塞するか，静脈高血圧に悩まされることになる．このような例では動脈の表在化しか許されないことが多く，同時に返血可能な静脈の確認が必要である．両下肢内果側を通る大伏在静脈が有用なことも記憶にとどめておきたい．複数回の AVF 作製を経験した患者では，前腕の動静脈が荒廃し AVF，AVG の作製が不可能なことがしばしばある．静脈の流出路全体を診なければならない．

　動脈も触診でその太さ，硬さ，蛇行，深さを知ることができる．高齢者，痩せた患者では脈打つ動脈を視認できることが多い．動脈硬化の強い例では，動脈は長軸に伸び，蛇行し皮膚近くに浮き出てくる．このような例では直接穿刺が可能である．石灰化を指で感じ取れることもある．

　高齢者や糖尿病，心筋梗塞，心筋症などの患者では，心機能の評価を事前に行う必要がある．盗血症候群（steal syndrome）の可能性も意識しておかなければならない．

　血管の診察が終わった時点で，VA の完成像が描かれ手術は終了したようなものである．次回，次次回の修復を含む予定まで思いめぐらすことも必要である．

2．輸　液

　AVF 作製が予定された静脈からの点滴は避ける．高浸透圧，pH，留置針の影響で静脈の

肥厚，狭窄を生ずるためである．特に吻合予定部近くは避けたい．反対側手背の静脈を用いるとよいが，高浸透圧，pHなどの影響は穿刺部から中枢側にかけて広い範囲に及ぶことがあるので，長期間の点滴静注は可能な限り避けたい．採血のみであれば，多くの場合問題にならない．血液の漏出による影響は不明であるが漏らさないように留意する．

3．術前の抗凝固薬，抗血小板薬

　筆者はすでに患者が服用している抗凝固薬，抗血小板薬は原則として継続している（これら薬剤の影響で術中，術後に問題を生じた例の経験がない）．術中の丁寧な止血で対応可能である．これらの薬剤を用いても術中，術後の出血をきたさない丁寧な手術が要求されると言い換えてもよい．逆にこれらの薬剤を服用中であっても，剥離や，クランプ中に少なからぬ例で静脈内の血液凝固(図1a，b)をきたすことがある．

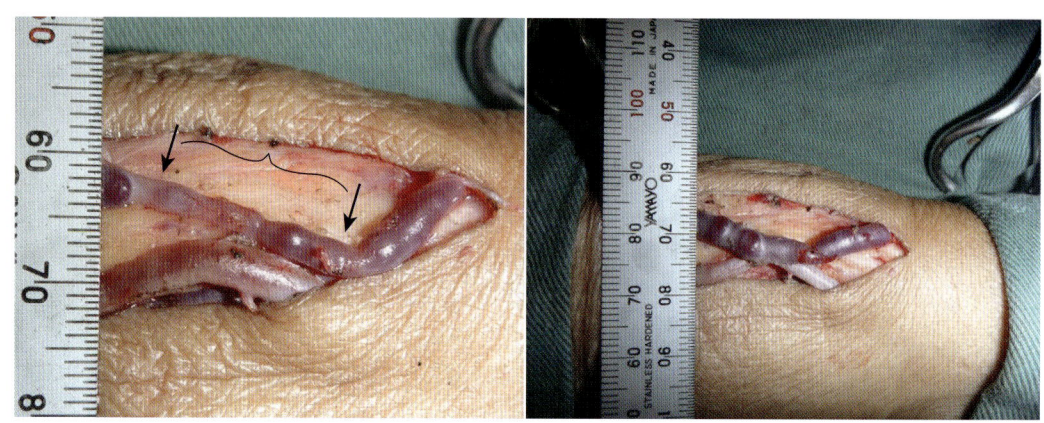

図1　血液凝固の症例
a：開窓前．左上の静脈弁手前まで血栓を形成している．静脈内で赤血球と血漿が分離し，色調は変化するので血栓形成が推測できる．b：吻合後．血栓をすべて除去しAVFを作製した．

iii．上肢血管の特徴

　解剖学的タバコ盆〔anatomical snuff box：Tabacière（仏）〕(図2a)近くの第一指背側の橈側皮静脈（cephalic vein《頭静脈？》）(図2b)は太く見えるが，硬く拡張性に乏しいことがある．この静脈と手背からの静脈の合流部までは，硬く伸展性に欠ける部分が少なからず存在する．通常この部分を橈骨動脈とのAVF作製に用いるが，細い2本に分かれている例も少なくない．静脈弁にも注意すべきである．この皮静脈は手首から正中に至る途中(肘正中皮静脈)で脂肪層へやや深く潜り込み，再び正中近くで表層へ現われることが多い．この間，橈骨動脈の伴走静脈と複数の交通枝(貫通枝)を有する．前腕の他の皮静脈と合流し上腕のcephalic veinとなり，尺側に向かう分枝は上腕内側のbasilic vein《貴要静

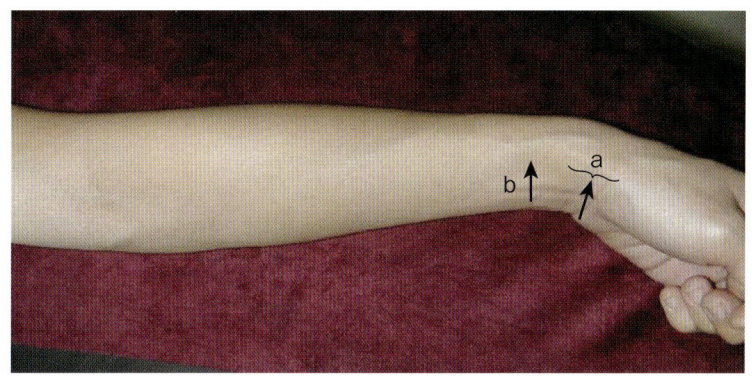

図 2 Tabacière（Snuff box）（a）と橈側皮静脈（b）

脈》へ繋がる。

　手背の静脈は互いに交通しアーチを形成し，背側中手静脈となり橈側および尺側皮静脈へ向かう。これらの皮静脈は太い本管を認める例から網状に分散した形態まで多岐にわたる。尺側皮静脈は尺骨動脈や橈骨動脈とのシャント化は可能であるが，穿刺時の肢位に難点がある。尺側皮静脈は正中を越えると肘正中皮静脈と肘背側から来る静脈と合流し上腕内側に深く潜り込む。腋窩から延びる尺側皮神経浅枝はこの静脈と併走し，これを跨いで2本に分かれる。

　橈側正中皮静脈，肘正中皮静脈，尺側正中皮静脈，前腕正中皮静脈などの区分は明瞭でない例が多い。それぞれに副路があり，バリエーションも多い。

　橈骨動脈は腕橈骨筋腱と橈側手根屈筋腱の間に位置する。手関節に最も近い部分は屈筋支帯に包まれ，細い動脈がこの支帯を貫き皮下へ向かう。互いに交通する2本の伴走静脈を伴い，皮静脈と垂直に繋がる。手首近くで生理的なAVシャントを認めることがある。

　上腕動脈(図3)は正中から末梢側の数センチ以内で橈骨動脈，尺骨動脈，骨間動脈に分岐するが，高位分岐例も少なからず存在する。筆者は上腕で3本の動脈を認める2例を経験した。本来の上腕動脈は正中神経と並行するので，上腕での表在化を行う場合，これより表層に動脈を認めるときは上腕動脈の本管を確認しておくべきである。上腕動脈の2本の伴走静脈は互いに交通（上腕動脈を横断）し，上腕上1/3付近で basilic vein と合流する。

　正中での分岐直前の上腕動脈背側には細い分枝動脈がほとんどの例に認められる（正中上腕動脈を用いるAVF，AVGを作製するとき切り離す）。

　加齢とともに動脈硬化が進むと，動脈は伸びるため蛇行し体表に現われてくる(図4)。高齢者では正中で上腕動脈をつかめることもある。動脈穿刺が可能なときシャント化や表在化手術は不要で，そのまま穿刺すればよい。

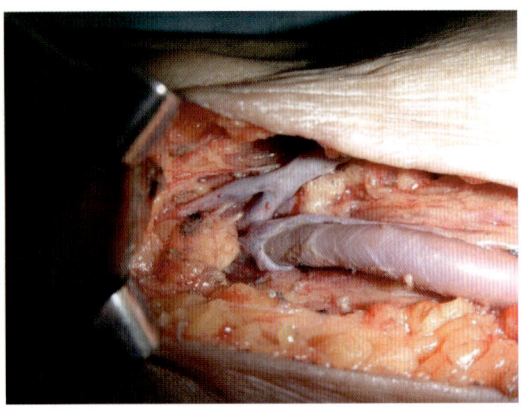

図3 右正中の上腕動脈とその伴走静脈,橈側正中皮静脈
(median cephalic vein)
動脈の背側に太い正中神経がある。

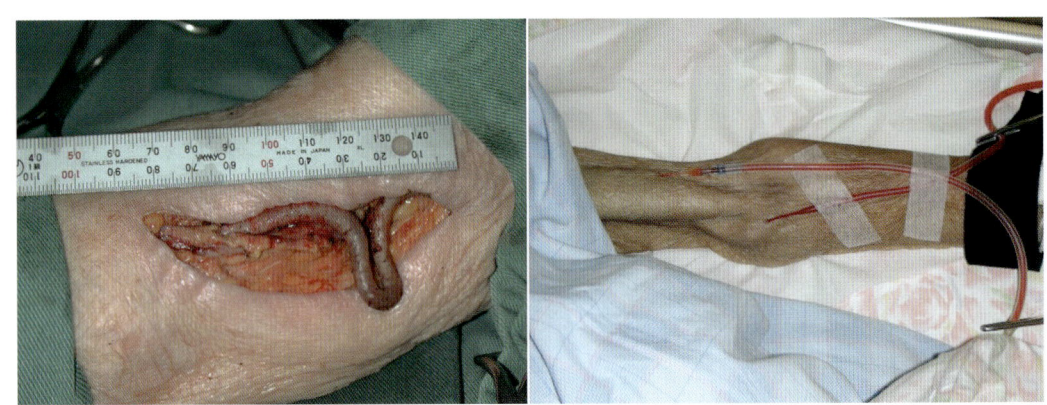

図4 動脈硬化が進んだ症例
a:89歳女性,CGN。右上腕動脈:硬化に伴う延長を認める。
b:88歳男性,CGN。動脈穿刺が可能な正中上腕動脈

iv. Vascular access 作製と透析開始の時期

　透析導入時期をどこまで遅らせることができるかは議論のあるところであるが,筆者はクレアチニン 8.0 mg/dL 前後を目安に,年齢,原疾患,症状を考慮し VA 作製の時期を決定している。早期導入と晩期導入とで生命予後,合併症などに違いがあるかは未解決の問題である。

　高齢者ではクレアチニンが 3.0 mg/dL で Ccr が 5.0 mL/min 程度の例もあり要注意である。ネフローゼを呈する糖尿病患者では,早期に作製することがある。高度の肥満や静脈

のきわめて細い患者では，拡張を期待し早期に作製する．結果的に早期のVA作製となっても，透析導入を遅らせればよい．

透析開始の時期は以下を参考に決定する．食欲減退，体重減少，貧血の進行（エリスロポエチンへの反応低下），コントロール困難な高カリウム血症などに注意を払い，行政による身体障害者1級の認定はクレアチニン8 mg/dLを基準としていることも念頭に置くとよい．食欲減退，体重減少などが認められたらすでに透析を開始すべき時期に来ている．eGFRを基に機械的に決定すると，透析導入時期が早すぎる傾向がある．カリウムイオン交換樹脂，活性炭，その他の薬剤などの効果は，この時期に至っては過大に期待してはならない．

ⅴ．AVF作製部位の選択

初めてのAVFは，原則として利き手の反対側前腕に作製するが，血管の状態（太さ，位置，形状，穿刺の容易さなど）を優先し，左右にこだわらないことである．十分な観察と熟慮の後，作製部位を決定する．

Snuff boxは腱膜，腱に囲まれ，動脈は細く深い位置にある．snuff box近傍の静脈は太くても，その中枢寄りの一部で細く伸展性に欠けることが多い．また，高齢者では脈動はあるが閉塞している動脈もありAVF作製部位としては好ましくない．後にこの部で瘤を形成すると処置が困難であることや，手首までの距離を稼いでも，形態的に手首の屈曲，陥凹など問題があり，そこを穿刺する例は稀である．snuff boxで作製し，後日，太く拡張したさらに上位の静脈へAVFを作製することは理にかなうようだが，そのような例では，初めからその部分に作製しても静脈の拡張は得られる．あえてsnuff boxを選択する必要はない．

1）手首付近の橈骨動脈と皮静脈のAVFを第一選択とする．

2）尺側動静脈のシャント化も可能であるが，拡張性，形状により困難なこともある．尺側皮静脈の十分な太さの得られる部分へ橈骨動脈や正中上腕動脈から人工血管でシャントすることもある．

3）正中でのAVFは正中上腕動脈とbasilcまたはcephalic veinの間に置くが，二頭筋腱膜を切断し，動脈の表在化を同時に行い，シャント閉塞時の動脈穿刺を可能にしておくとよい．切断した腱膜は皮下組織とともに縫合しベッドとする．このとき，正中皮静脈から分かれる深正中静脈V. profunda cubiti = V. anastomoticaは結紮する．この近傍の静脈は弁が少なく，深部に圧がかかり，腕全体の腫脹をきたすことがあるためである．後日，深正中静脈の結紮が必要になったとき，その作業は難渋することが多い．この血管は短く，壁は薄く，橈骨動脈の伴走静脈へ垂直に向かうため，剥離などの処置は慎重に行わなければならない．正中神経も隣接している．正中動脈と伴走静脈のAVFは伴走静脈の狭窄をきたしやすく，修復時に観察すると索状に硬化しており，交通するbasilic veinにまで影響し狭

窄をみる例にしばしば遭遇する．位置的にも穿刺不能なため，伴走静脈のAVFは避けるべきである．また，一般に正中や上腕でのAVFは大流量シャントとなることが多く，スチールや鬱血性心不全を生じやすいため筆者は作製していない．

これら2），3）は通常二次的シャントの作製に用いられるが，以下に示したAVFの備えるべき条件を最優先する．使えないAVFを作製してはならない．

AVFの条件として
　（1）血流量が十分採れる（200 mL/min以上）．
　（2）大流量シャントにしない（コントロールは困難）．
　（3）穿刺が容易である（十分な太さ，体表に近いこと）．
　（4）シャント内圧が過度に高くない（吻合部より中枢側に狭窄のないこと）．
　（5）長期開存が期待できる（結果でしか判定できないが）．
などがあげられる．

正中でのシャント化は，通常，何回かシャント閉塞をきたした後行われるため，透析歴の長い高齢者や動脈硬化の強い糖尿病患者では，すでに末梢循環障害をきたしている場合が多いため，さらに末梢への血流は減少する．加えて，過去のAVF，AVGの影響が中枢寄りに存在すると，広い範囲の静脈高血圧をきたすこともある（術前に側副血行路の有無など十分な検討が必要）．筆者は正中でのシャントは原則として避けている．このような例では，動脈および上腕basilic veinの表在化を推奨する．心筋症など心機能に問題のある例は，正中のみならずシャントは禁忌である（ガイドラインではEF 30〜40％未満）．

正中では上腕動脈とbasilic veinが近くにあるため，小さな皮切でも吻合は可能であるが，basilic veinは関節を越えると上腕内側で皮下脂肪に埋もれ深い位置にあり，そのままでは穿刺困難なことが多い．上腕動脈とbasilic veinの拡張，表在化を同時に行うとよい．cephalic veinは血管壁が硬く拡張性に乏しい例も多く，事前に評価しておく必要がある．

＊術者の位置

前腕，正中，上腕いずれでも患者の脇側（足側）に位置をとる．手台は広めがよい．イスに腰掛け，手台，患者の上肢に術者の手を軽く乗せる必要があることも多い．細かな作業のとき，手を固定し指先で器具を操作すると安定する．無影灯の明かりは術者の肩越しに．患者の楽な位置に上肢を置き，必要に応じて回内，回外させる．

vi．Vascular access作製前の患者への説明

VA作製以前，患者はまだ透析導入に対する実感がない例も少なくない．透析の必要性と，そのためにはVA作製は必須であることや，VAはいずれ閉塞し再手術が必要なこともあることなどを理解させる．

原則として利き手の反対側に作製するが，血管の状態（太さ，位置，穿刺の容易さなど）を優先し，左右にこだわらないこと。
- VA 作製肢は VA 保護のため，力仕事や重い物を持つことなどは避けるべきと誤解しているスタッフや患者もおり，正さなければならない。
- グラフトが自己血管に劣ることは事実であるが，人工血管は使わないほうがよいとするスタッフや患者同士の会話，説明，指導は問題である。使用に耐えうる静脈がないとき，人工血管は貴重な材料である。

　手術の数週間前からマンシェットなどで加圧し，末梢側の静脈の拡張を図ることの有効性は確認されていないが，無駄とも言えない。

　術直後の管理は感染の防止と術肢の運動である。原則として手首での AVF 作製後の安静は不要である。正中での VA の場合，肘関節の運動制限を加えるが，手，指は浮腫を軽減するため，むしろ動かすように促す。安静を指示した例でも術後 5 日目から解除し，2 週後からはむしろ積極的に動かすべきである。創部に直接当たらない限り，日常の作業を避ける必要はない。シャント作製の日程が決まったら以下の説明を行う。

① 当日の食事は嘔吐の予測されない限り通常通りでよい。
② 手術部位の確認をする。
③ 痛みを極端に恐れている場合は，手術の 1 時間前に，皮切予定部位に貼付麻酔薬などを貼る。
④ 貼付した麻酔薬を除去し，入室前に手術肢を石鹸と酸性水で洗浄し，清潔なタオルで包み手術室へ送る。
⑤ およその手術時間について知らせる。
⑥ 術後の疼痛に対し鎮痛薬（座薬，経口薬）の使用が可能なこと。
⑦ 必要に応じて，前夜就寝時睡眠導入剤を服用すること。
⑧ 当日の食事は独りでも可能。条件によっては，おにぎり，サンドイッチなどを考慮する。
⑨ 排尿，排便は手術部位，その範囲によるが，通常は独りで可能なこと。
⑩ 外来手術が可能。必要に応じて入院。付き添いは任意であること。
⑪ 麻酔は触覚，圧覚は消えないことを教えておく。
⑫ 邪魔な皮神経を切断することもあり，短期的にシビレなどをきたすことがあること。これらのほとんどは軽減，消失すること。
⑬ 術肢の浮腫をきたすが，いずれ消えること。
⑭ 抗凝固薬，抗血小板薬の中止は原則的には不要。こまめに止血すればよい。その他の薬剤も通常通り服用する。抗生物質，ヘパリンの全身投与は不要である。
⑮ 仰臥位の困難な例や正中関節の伸展に障害のある例では，体位に工夫が必要である。
⑯ 身につけた宝飾類は外すこと（紛失を防ぐためである）。浮腫のため抜けなくなるので指輪も外すこと。

vii. 手術機器

　筆者の用いている手術器具を**図5a〜g**に示す。ピンセット，ペアンなどすべて無鉤である。有鉤では不用意につかんだとき血管を傷つける。機器類は同一の名称であっても，メーカーによって先端の幅，厚さ，角度，繊細さなどが異なるため，購入時に現物を手に取り確認する必要がある。同一の型番号でさえ微妙に異なることもある。持針器にはペンホルダー，シェイクハンドがあり，術者の好みで選択する。筆者はシェイクハンドを用いている。持針器は明確な目的があってロックするとき以外はロックしてはならない（解除するとき予期せぬ動きをする）。モスキート，ペアン，ハサミの先端にはRが施されており，上，下，左，右どちらに向けて使うかを状況に応じて適宜判断して用いる。劣化した機材は修理するか廃棄し新たに購入する。特に開窓用のハサミは常に鋭い切れ味が求められる。図5の図説の機器名称のあとに示している数字は常備されている数である（開窓器はセット外の単品として用意される）。図5には示していないが，クーパー，メッチェンなども用意する。

図5　手術器具

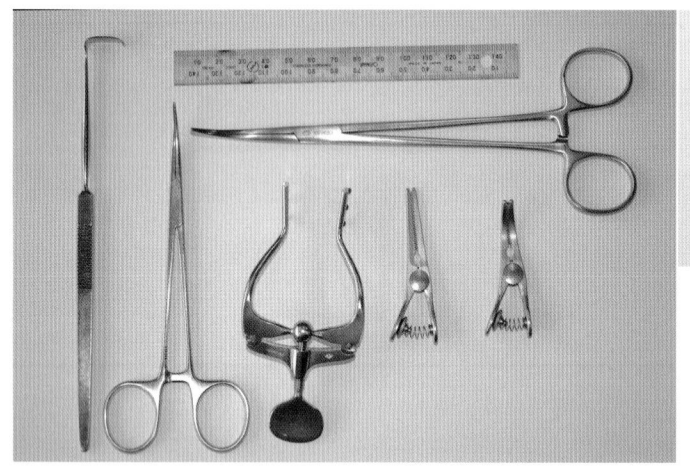

a：スケール(150 mm) 1本，ケリー(200 mm) 1本，筋鉤(小) 2本，ペアン(150 mm) 1本，開窓器，ブルドッグ鉗子(大：直2本，曲2本)

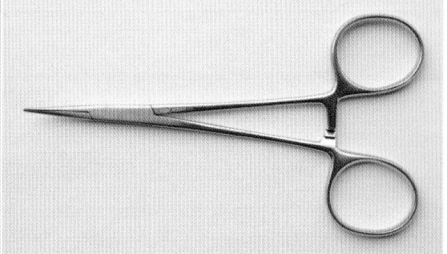

b：繊細なモスキート (125 mm) 8本

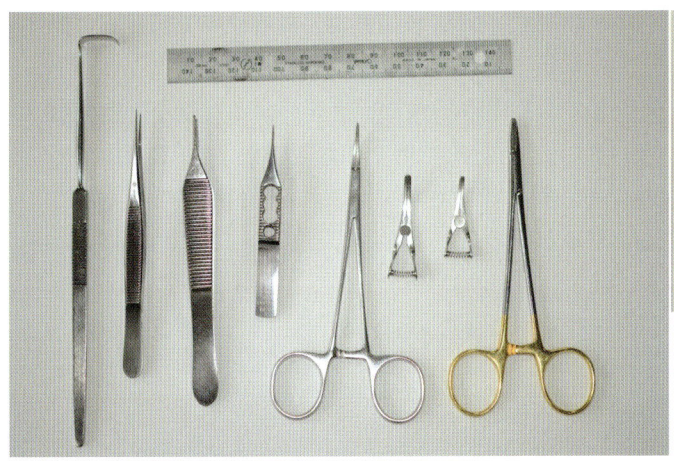
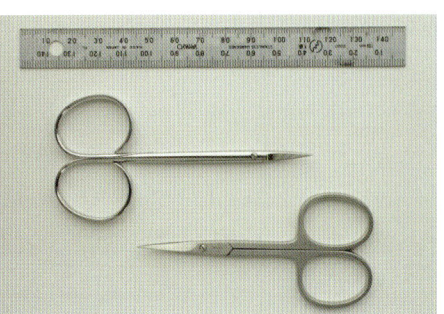

d：動脈開窓用のハサミ

c：筋鉤，無鉤ピンセット（小110 mm）1本，無鉤アドソン（120 mm）1本，角膜鉗子1本，血管用剝離鉗子（125 mm）1本，ブルドッグ鉗子（小）4本，持針器（125 mm）1本

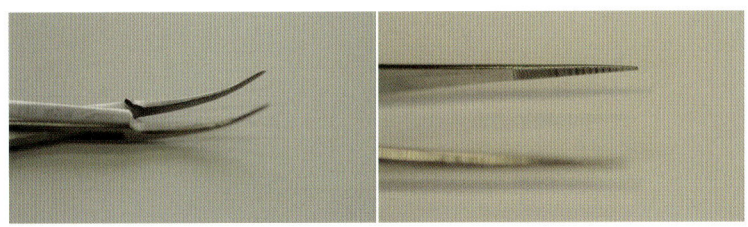

e：血管用剝離鉗子の先端部　　　f：ピンセットの先端

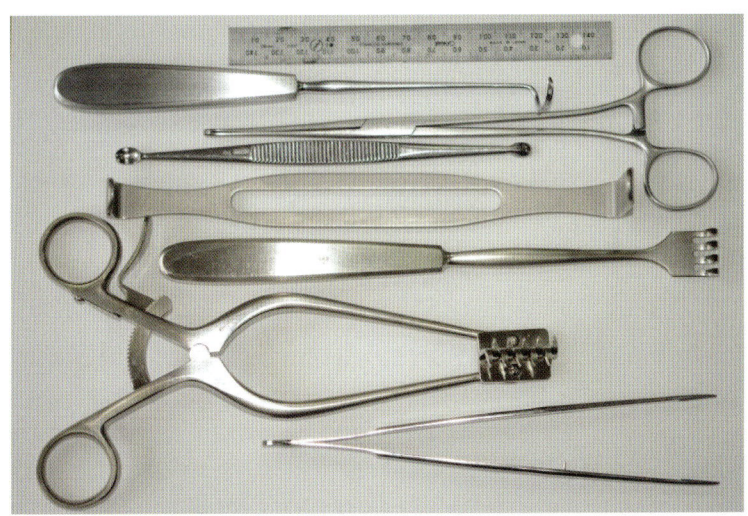

g：物差し，動脈瘤針（糸通し），ガーゼ鉗子，鋭匙，筋鉤（大：アーミー），爪鉤，開窓器，ピンセット（大），これらは必要に応じて用いる。

糸結び（**図6**）は以下の方法をマスターすれば，血管，皮下組織，皮膚すべてに対応可能である．結紮時に糸の切れる力加減を 7-0, 6-0, 5-0, 4-0 で試すとよい．また，人工血管を用い締めすぎたときの縮まる様子を経験しておく．ポリプロピレン，ナイロンなどは使用前に引き伸ばし，収納の折れ曲がりを解除する．持針器で針を持ち，糸と針を直線的に 2～3 cm ゆっくり伸ばし数秒そのまま保持する．引き伸ばした瞬間これを解除すると，くるくると巻いた状態になる．伸ばすとき強すぎると針と糸が外れることがある．これらの糸は持針器やモスキートでつかむと傷つき，軽く引くだけでで切れることがあるので，要注意．

太めの糸を用い，結び目を確認しながら練習するとよい．YouTube で "糸結び" が学べるので視聴することを勧める．

血管吻合，分枝の結紮には不用意な力のかからない操作が必要で，左右均等に引き，目的の部分が動かないような扱いをしなければならない．モスキート，持針器での糸結びはロックせずに用いる．

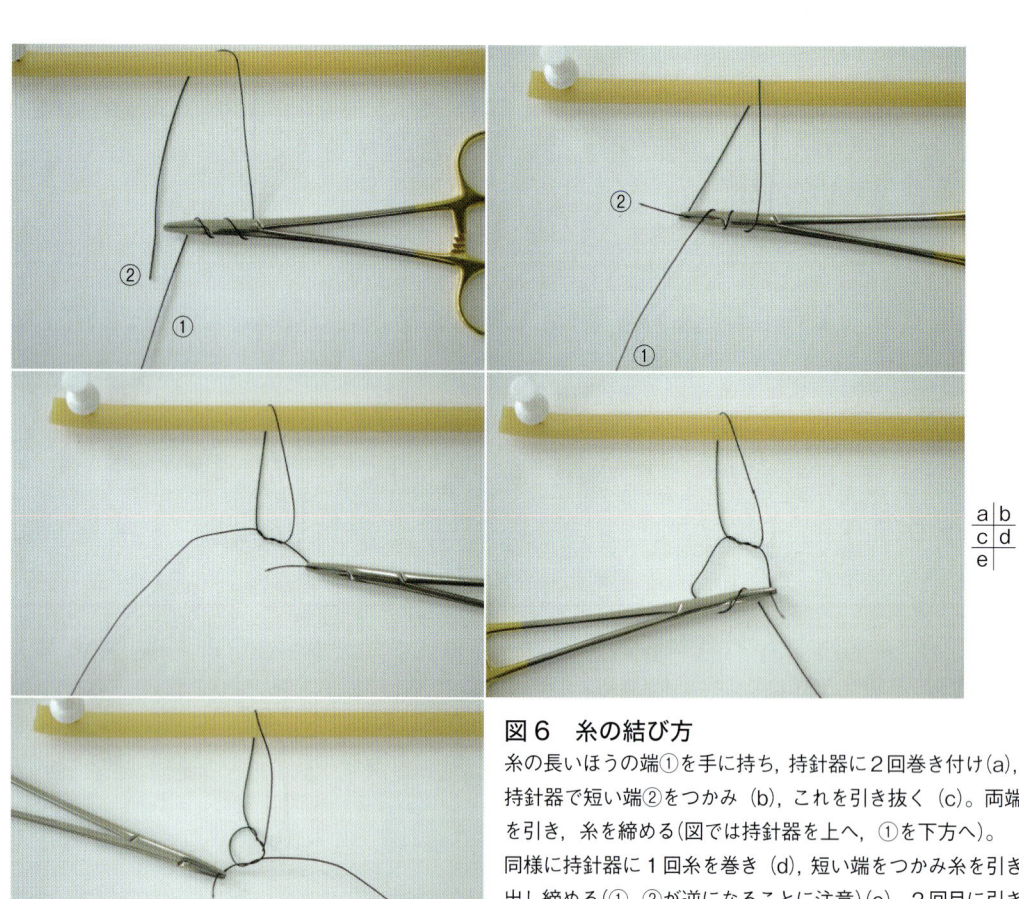

図6 糸の結び方
糸の長いほうの端①を手に持ち，持針器に2回巻き付け（a），持針器で短い端②をつかみ（b），これを引き抜く（c）．両端を引き，糸を締める（図では持針器を上へ，①を下方へ）．同様に持針器に1回糸を巻き（d），短い端をつかみ糸を引き出し締める（①，②が逆になることに注意）（e）．2回目に引き締める方向に注意．これを誤ると糸が捻じれ遊びを生じ緩むことになる．さらに3回目を加えると確実に結紮できる．
d, e で持針器の位置が逆になっているが実際は右にある状態で操作できる．

I AVF作製の基本的事項

前腕で橈骨動脈を用いる方法を中心に述べる。

1. 局所麻酔（1％リドカイン）

　本書で示すVAに関する手術はすべて局所麻酔で可能である。筆者は例外の症例に遭遇したことがない。痛みに極端に敏感な患者の場合，局所麻酔テープ剤（ユーパッチ®，ペンレス®など）を皮切予定部へ入室1時間前に貼る。インスリン用の注射器または29番針で1％リドカインを1mL注入後，21，22番針に換え，適量のリドカインをゆっくり注入するとよい。十分浸透させ，1～2分ほどおいてから皮切を行うと痛みはほとんど感じない。触覚，圧覚は消えていないことを患者に確認する。後出血，動悸，血管の攣縮などを避けるため，エピネフリン入りは避ける。静脈内へ注入しないこと。リドカインの心毒性，中毒症状などに注意する。

2. 皮切から血管の剥離まで

1）皮切

　吻合すべき橈骨動脈と皮静脈の中間に5～8 cmの縦切開で皮切を置く（図7）。縦切開

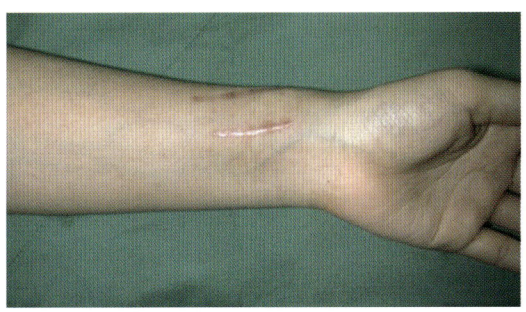

図7　皮切（適切でない例）
皮切が2本あるが，1本の皮切で皮静脈，橈骨動脈の剥離，露出は可能である。

は，橈骨動脈を表在化し動脈の直接穿刺を容易にするためと，吻合部に問題があり皮切を拡げる必要に迫られたとき，そして，将来修復を必要としたときのためである．（表在化された橈骨動脈は緊急避難的使用を可能にする．）縦切開，横切開の差はコスメティックなもので，埋没縫合など縫合の工夫で創部は目立たなくできる．高齢者の皮切創は目立たない．筆者は皮切に電気メスを常用し皮膚からの出血を防いでいるが，創治癒や術後の状態は良好である．

2）皮神経の剝離と処置（図8〜11）

　助手に2本のモスキートで皮下を挟み，皮膚を持ち上げてもらいながら電気メス（最小限の出力）で静脈に到達する．このとき，乳白色ないし淡黄色調の線維束の表面に細い動脈が乗る皮神経が現われる．切断しないにこしたことはないが，血管と交差し邪魔なときはやむなく切断することがある．切断後，神経を適当な位置へ移動し7-0ポリプロピレンで一針縫合する（シビレ，知覚異常をきたすこともあるが，多くは後日軽減，消失する）．神経の下層でシャントを作製すると，拡張した静脈の上に乗った神経を引き伸ばし，後に疼痛の原因となりうる．この神経を切断することで痛みは防げるが，後方で一針縫合し寄せておくとよい．細い皮神経であっても，傷つけると見かけによらず動脈性の出血が起こる．そのときは細いピンセットで出血点をつまみ電気メスによる瞬間的な止血を行う．神経全周を焼いてはいけない．出血を極力減らすため，皮下組織を筋鉤で剝離することは避ける．止血は徹底的に行い凝血塊を残さないように留意する（血管外に出た血液は異物である）．

＊加圧法（図8）

　十分に剝離した血管を血液で充満させ指で押して圧を加える．このとき，動脈壁の弾性が感じられ，弾性板は過伸展され拡張が得られ，長軸方向にも伸びる．内膜の解離を生じないよう慎重に行う．内膜の解離をきたした場合は，吻合時にこの内膜を確実に縫合する．内膜の亀裂は瘤形成につながる可能性があり，慎重でなければならない．高度な石灰化例では，加圧による拡張は不可能であり行ってはならない．

I AVF 作製の基本的事項　17

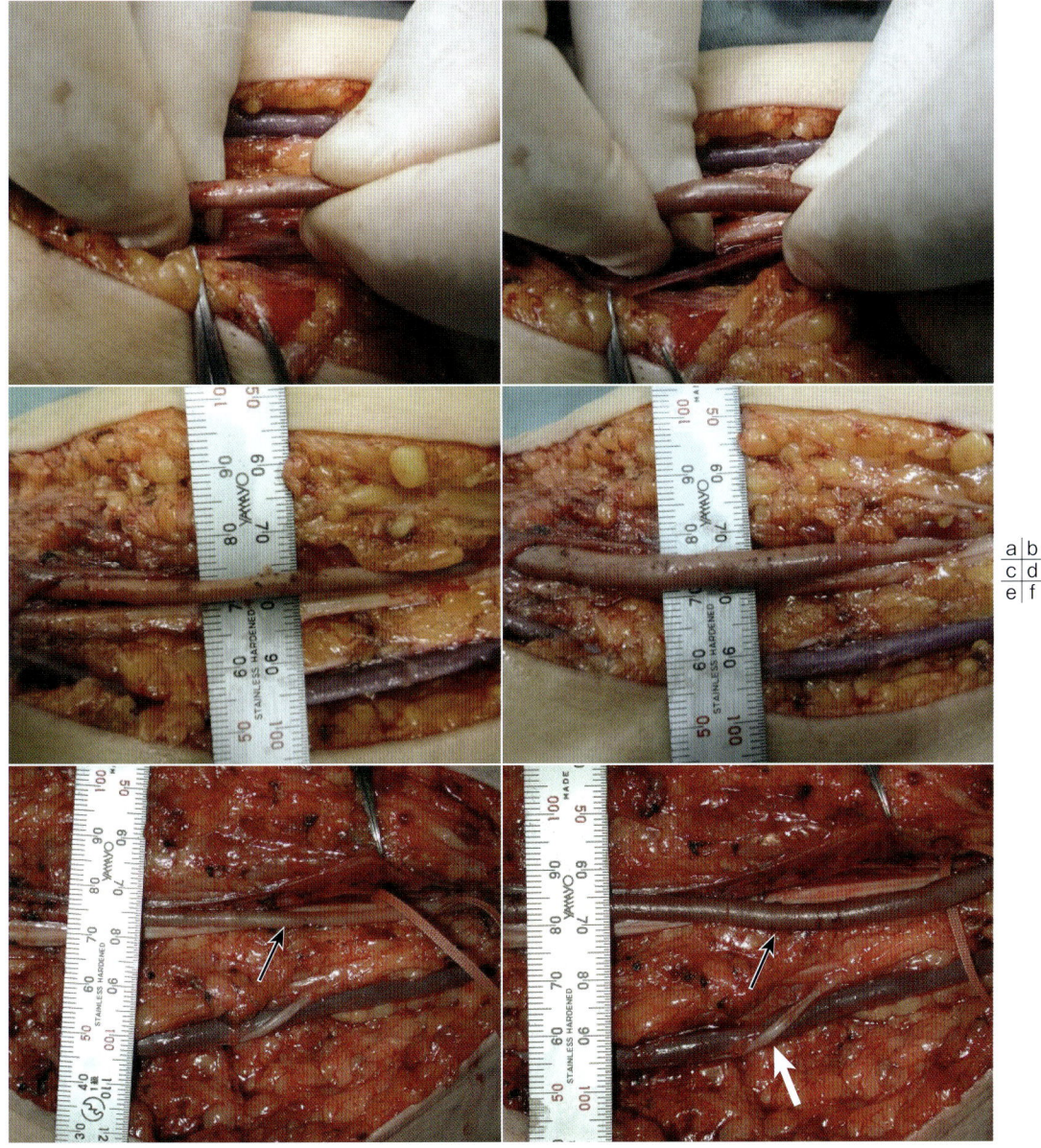

図8　加圧法（症例：62歳女性）

a, b：両手を用い，血流を遮断し(a)，やや中央に動脈を寄せながら加圧する(b)。
c：外径4 mm弱の右上腕動脈（拡張前）。d：加圧により約6 mmまで拡張できた。
e, f：拡張前後の上腕動脈（e：拡張前，f：拡張後）（矢印）。basilic veinと交差する神経にも注意（白抜きの矢印），シャント化されたこの静脈はさらに拡張し，神経が引き伸ばされ疼痛の原因となりうる。動脈後方に正中神経が見える。

18　I　AVF作製の基本的事項

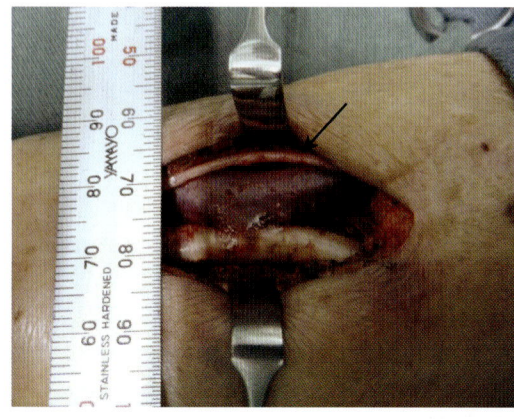

図9　旧吻合部の中枢寄りでの修復例（70歳女性，CGN）
橈骨動脈，シャント静脈とも高度に拡張しており動脈の石灰化も強い．吻合部閉塞のため末梢からの動脈血の逆流は認めない．静脈の上に見える皮神経（矢印）は切断し下層で吻合した．

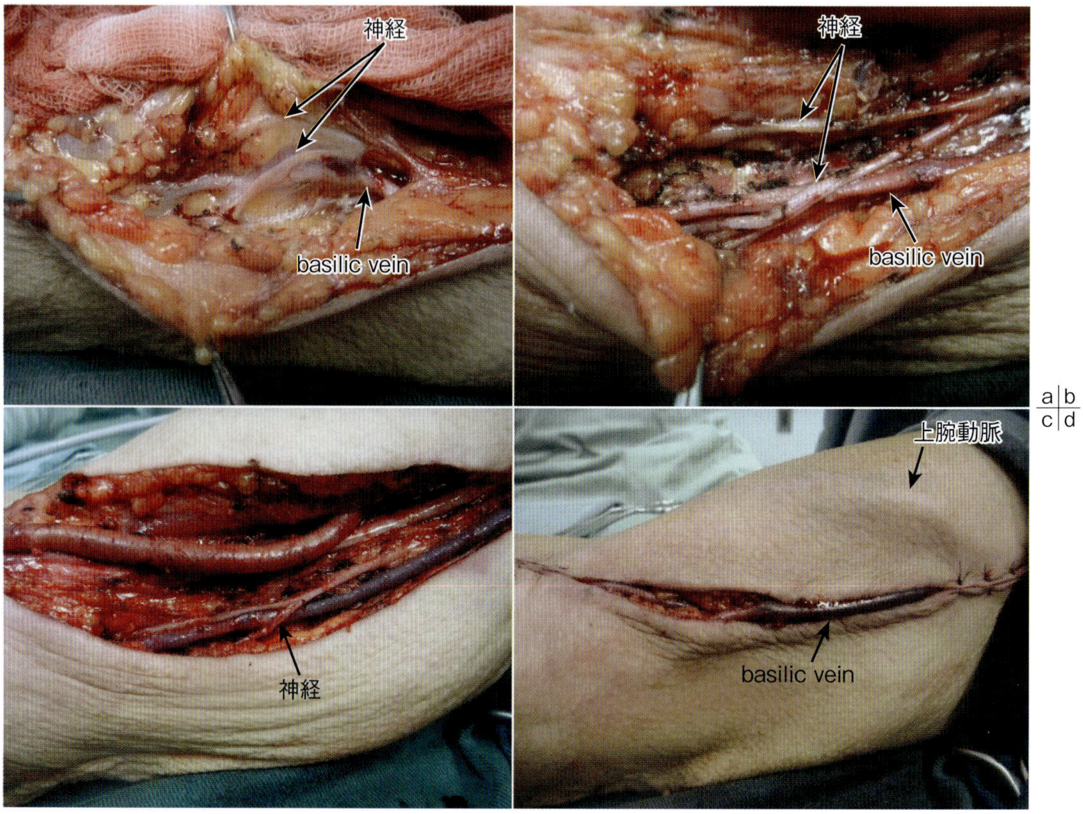

図10　症例（77歳男性，DM）
　a，b，c：上腕内側の尺側皮神経が basilic vein の上で交差している．
　c，d：右上腕動脈および basilic vein の表在化（dの矢印）を行いシャント化は避けた．背側に向かう皮神経（cの矢印）を切断し basilic vein の下で一針縫合した．
　本例は心不全，CABG，僧帽弁形成術の既往あり．

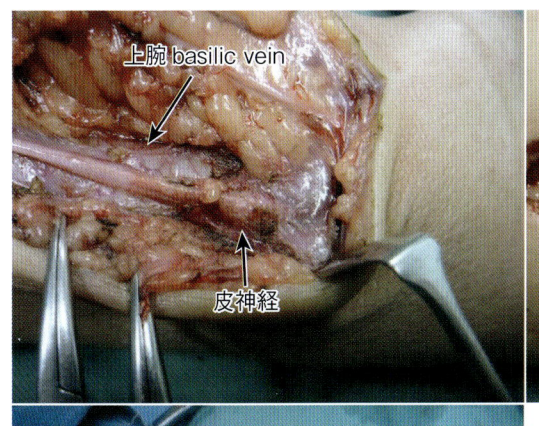
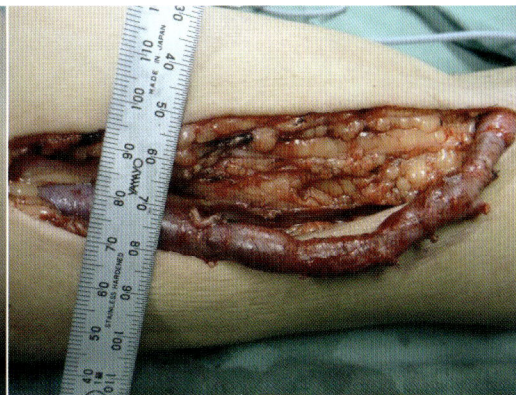
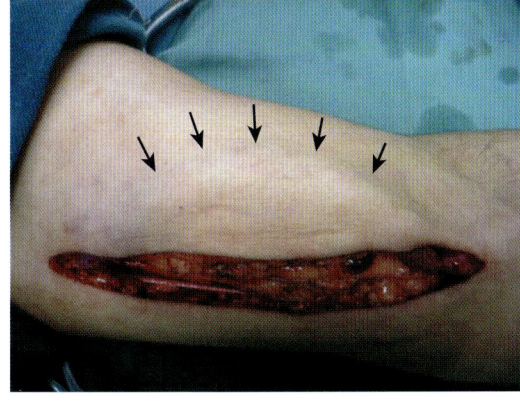

図11　正中で上腕動脈と上腕 basilic vein をシャント化した例

血流は良好であるが，深すぎて穿刺は困難，皮神経（a の矢印）を刺すこともあり患者は疼痛にも悩まされた。この静脈を切断し皮神経の上へ抜き出し，皮下トンネル（c の矢印）を通し再建した。

3）静脈の剥離（図12～19）

　血管はピンセットで内膜を傷つけないよう"愛護的"に剥離する。皮膚も安易にピンセットでつまむことは避けたい。静脈に血管テープ（必須）を掛け支持し，静脈周囲の結合織を剥離する。2本のピンセットを用い，静脈壁外周の組織（静脈鞘）を薄くつまみ，長軸に対し直角に引っ張り，緩んだ静脈周囲の結合織にモスキートを差し込み，さらに剥離を拡げ，可能な限りこれを切除する。生食を散布すると外膜周囲の結合織がふやけて浮き出るので切除しやすい。この操作を血管の開窓前に行う。栄養血管の損傷は考慮しなくてもよい。

　次いで，血流を遮断し，用手的に血液で血管壁を内部から加圧し静脈の拡張を図る。このとき，抗凝固薬，抗血小板薬を服用中の患者であっても血管内の凝血をきたすことがある（6頁）ので，開窓後凝血塊を除去する。手背からくる手背静脈網の最も太い静脈との合流部まで静脈周囲の結合織を剥離し，剥がした結合織は静脈鞘の再構築を防ぐため可能な限り切除する（恐らく幹細胞が存在し，高圧に曝され拡張した静脈を外周で増殖し保護するために働く）。この手背からの静脈は切り離さず温存するように努める。橈骨動脈との吻合に際し，邪魔な静脈の分枝は結紮し切断するが，動脈圧を分散させるためには可能な限り静脈の側枝は温存したい。圧の分散と本管へ本流を流し拡張を図ることとは対立するが，筆者は圧の分散を優先している。中枢に向かう橈骨皮静脈が十分太い例の AVF では，側々吻合し末梢を結紮する。拡張の期待できない場合は，尺側への迂回を妨げないよう末

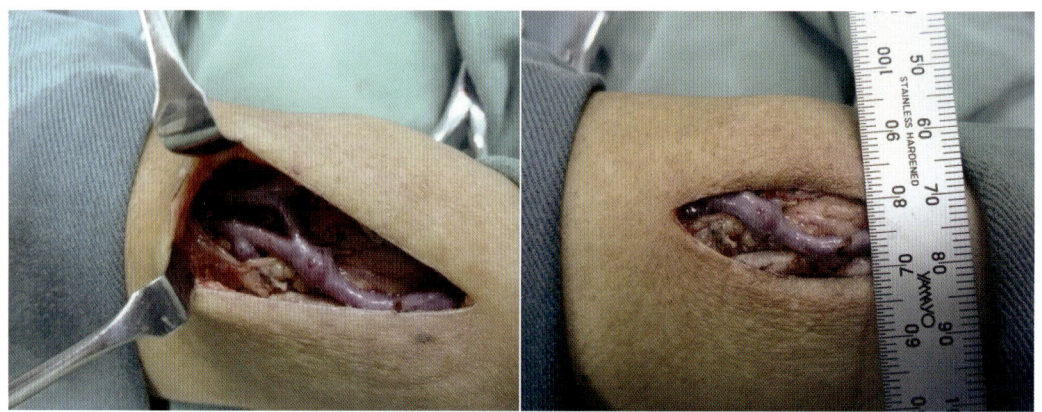

図12　静脈の剝離（1）
静脈の分枝を温存し静脈弁の末梢側でAVFとした。

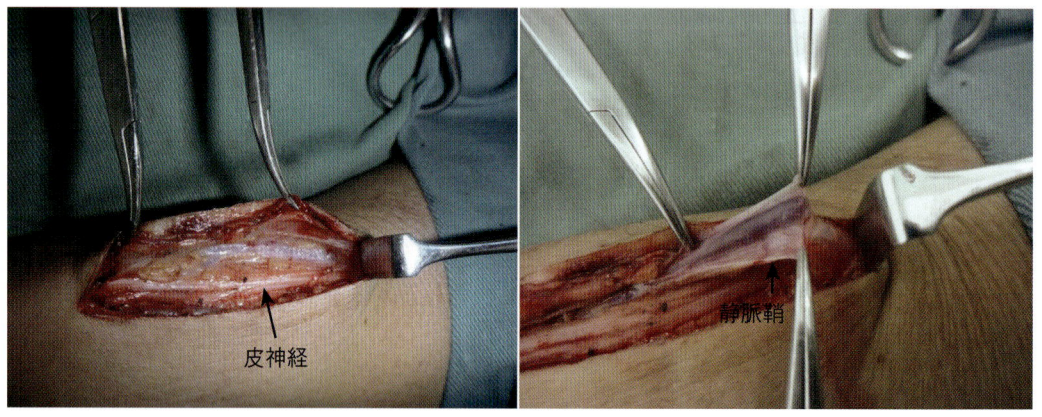

図13　静脈の剝離（2）

　皮膚の裏をつまみ，吊るし上げ電気メスで慎重に皮下を開き静脈鞘に至る。このとき，皮神経は静脈より深い位置に残すように皮下を進むこと。皮切から血管の露出に至る深さを誤ると，皮神経を皮膚側に残し静脈に乗ることになり，シャント化され拡張した静脈で引き伸ばされ，疼痛の原因となりうるため，皮神経より上層でAVFを作製する。緊急避難的に吻合部を穿刺するためにも，伴走静脈や皮神経の位置には注意しなければならない。
　静脈鞘，静脈壁周囲の結合織は静脈を拡張させるため，可能な限り広い範囲で切除すべきである。手背からくる静脈の合流部を越えることが望ましい。

梢の結紮は行わない。吻合部が狭窄，閉塞をきたしても分枝からの血流が良好であれば分枝から中枢に向かう血管は開存するので，それ以降の静脈が再び使用可能なこともある。表在化した動脈や吻合部を直接穿刺することも考慮し，その上部に位置し穿刺の邪魔になる伴走静脈や分枝は切り離す。剝離，切断に際しては何があるか確認し行わなければならない。シャントの完成後，静脈は動脈化され高圧になることを常に念頭に置くこと。静脈分枝の処理は結合織などの剝離の後に行う。分枝の結紮は本管のくびれを生じさせないよう本管から少し離す（図14）。

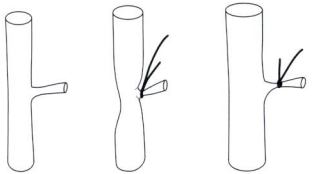

図14　側枝（分枝）の結紮
本管から少し離して行うこと。
近すぎるとくびれを生じる。

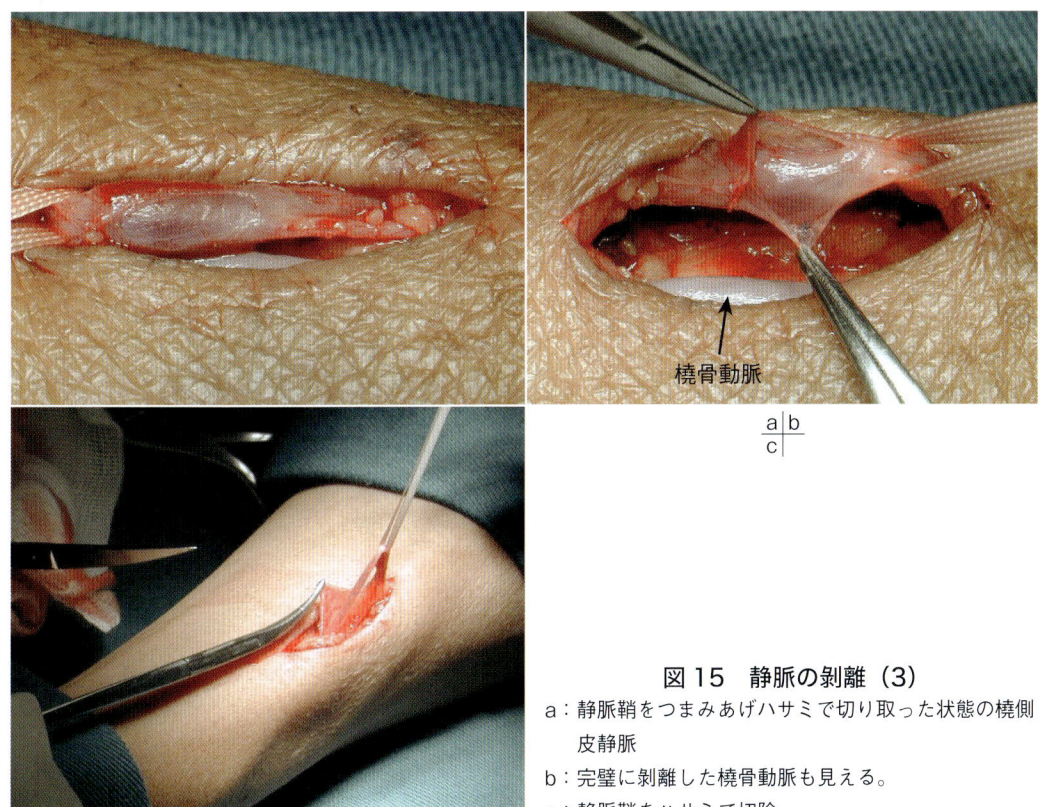

図15　静脈の剥離（3）
a：静脈鞘をつまみあげハサミで切り取った状態の橈側皮静脈
b：完璧に剥離した橈骨動脈も見える。
c：静脈鞘をハサミで切除

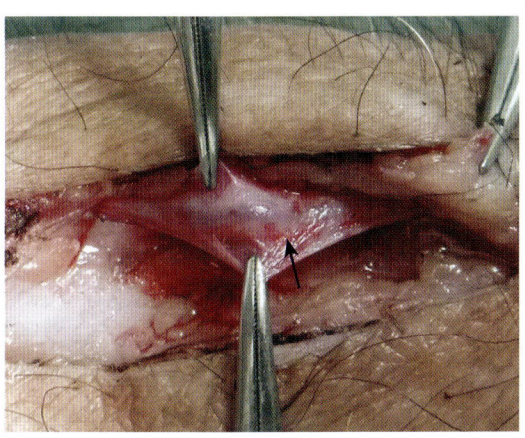

図16　静脈の剥離（4）
　この皮静脈は堅いシートに包まれており，外膜につながる。このような硬く厚いシート状の例ではモスキートを差し込み無理に剥がすと静脈壁の亀裂を生ずることがあるので，丁寧に行う。（図18の針を用いて）1％リドカインをシート内へ打ち込んでもよい。動脈壁周囲は神経に富み，疼痛の強い患者では外膜外に局麻を注入するとよい。

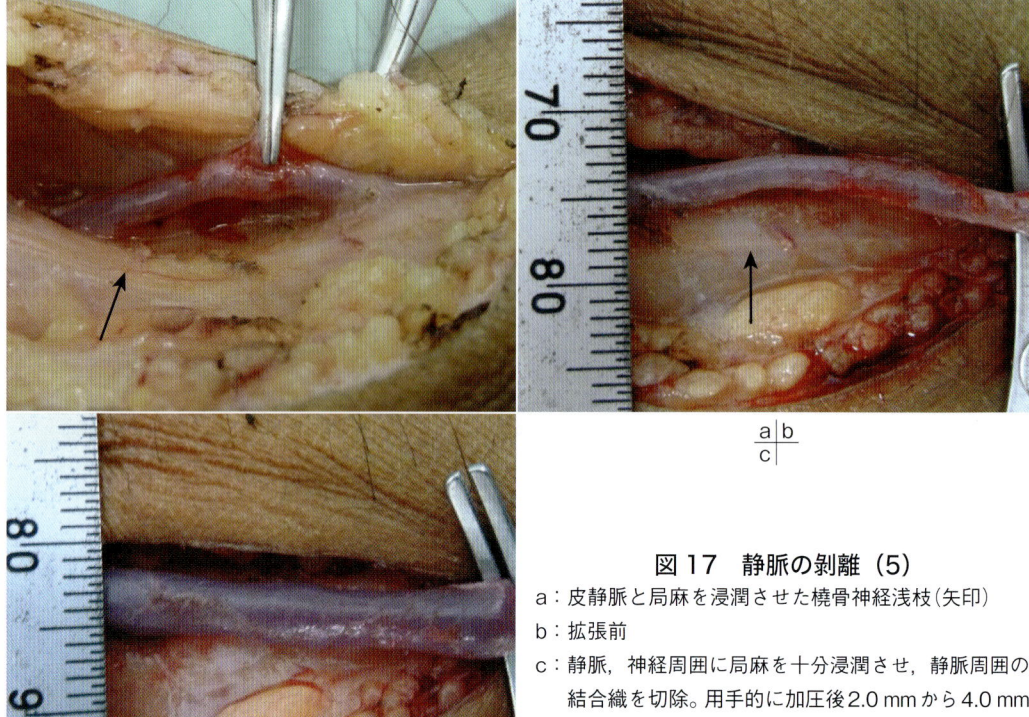

図 17　静脈の剥離（5）
a：皮静脈と局麻を浸潤させた橈骨神経浅枝（矢印）
b：拡張前
c：静脈，神経周囲に局麻を十分浸潤させ，静脈周囲の結合織を切除。用手的に加圧後 2.0 mm から 4.0 mm 程度へ拡張できた。拡張を図らず，このまま AVF にすると拡張せず絞扼をきたす可能性がある。

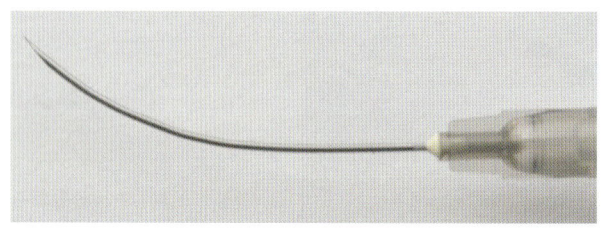

図 18　血管壁の麻酔用に湾曲させた 21 番針
針を湾曲させ断面を外膜外に刺入すると壁内への進入を防ぎ，リドカインの注入が可能である。

＊電気メスの使用について

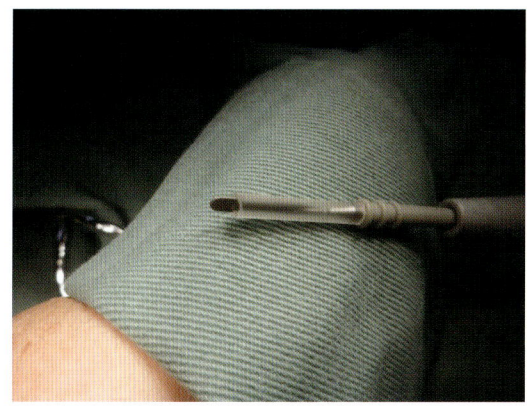

図 19

筆者は通常の不感電極型の電気メスを使用している。
・先端 2〜3 mm 程度を残しビニールチューブで覆う。
・必要最小限の出力にとどめる。
・細かな作業が必要なときはピンセットでつまみ，これに電気メス先端を接触する。
・分枝の処理は，原則として結紮し電気メスの使用は控える。（シャント化された静脈は完成後高圧となり出血や瘤形成につながる。）
・血管壁の亀裂には使用してはならない。
・動静脈表在化時の皮膚剥離には電気メスは極力使用しないこと。（モスキートでクランプし，止血を待つ。）
・慣れれば血管表面の結合織に接触させず，火花を飛ばしながら結合織を焼却することが可能である。
・血液，水分などを拭き取り，目的とする部分以外に接触させてはならない。（術野にある金属に注意）

4）術中に 1％リドカイン，ヘパリン生食散布
　結合織が浮き上がり剥離しやすく，また血管の攣縮や乾燥防止のためである。

5）橈骨動脈の剥離，露出
　筋膜，屈筋支帯（掌側手根靱帯）を小切開し，モスキートでその下層を軽く広げ，テフロン針などでリドカインや生食を注入し，間隙を設けると伴走静脈を傷つけず切開を拡げることが容易となる。橈骨動脈を包む屈筋支帯などが硬いとき拍動を感じ難いことがあるが，剥離を進めると触れるようになる。滑液鞘を傷つけてはならない。裏側まである程度剥離したらモスキートで橈骨動脈をくぐらせ，血管テープなどを通しこの血管を吊るし上げ，剥離と分枝の処理を行う。末梢側，中枢側を交互に剥離し少しずつ広げていく。電気メスによる太い分枝の離断は後に出血することがあるので，動脈の分枝はすべて結紮し離断する（特に加圧による拡張を行う場合）。動静脈ともシート状，索状に変化していることがあり，剥離中に血管の裂けることや分枝の結紮糸のすっぽ抜けに注意が必要である。血管は"愛護的"に剥離する。外膜直上まで剥離するが，栄養血管の損傷を考慮する必要はない。止血を徹底し術野の凝血塊は取り除くこと。皮下組織を筋鉤で剥離することは避ける。手首付近では生理的動静脈シャントを認めることがある。

6）血管の拡張
　1％リドカインを適宜，散布し，剥離中も剥離後も乾燥させないこと。開窓前に血管内の血液を利用し用手的に圧を加えて拡張させる。この方法で弾性板を過伸展させ動脈の拡張

も可能である。開窓後，モスキート鉗子やピンセットを挿入し広げることもあるが，狭い範囲のみ可能である。内膜の亀裂，断裂をきたしてはならない。開窓後であれば注射器を用いヘパリン加生食で加圧する方法も有効である。

3．静脈の開窓法（直線）

　捻じれ，くびれ，屈曲は早期閉塞の原因であり，避けなければならない。剥離した動静脈を自然な状態におき，互いの位置，距離(上下，捻じれ，屈曲，緊張，たるみ，角度)が適切であることを確認し，慎重に開窓部を決定する。静脈を端とするとき，長すぎると屈曲の原因になるので過不足なくピッタリの長さに調整が必要である。血管の状況およびブルドック鉗子の形状，強度に応じて鉗子は血管テープの上からかけること。静脈は十分にふくらませた状態にし，11番のメスで直線的に7～10mm開窓し，あとで動脈開窓部とサイズを調整する。筆者はホルダーを装着せず，メスの刃を直接指でつまみ操作している。ヘパリン加生食を中枢，末梢側へ注入し血液を追い出す。このとき，中枢側の抵抗が強く注入できないようであれば，狭窄部を確認し吻合部を変更することも考慮しなければならない。必要に応じてブルドック鉗子を緩め，血流の勢いや凝血の有無に注意すること。中枢側での圧が高く，末梢へ注入可能であれば尺側皮静脈を経て正中に至るシャントとなるが，穿刺時の肢位の難点を覚悟しなければならない。このような事態は術前に確認すべきである。開窓部が静脈弁にかかるときは，これを切除すべきである。静脈弁はきわめて薄く透明で，その切除は繊細さが要求される。

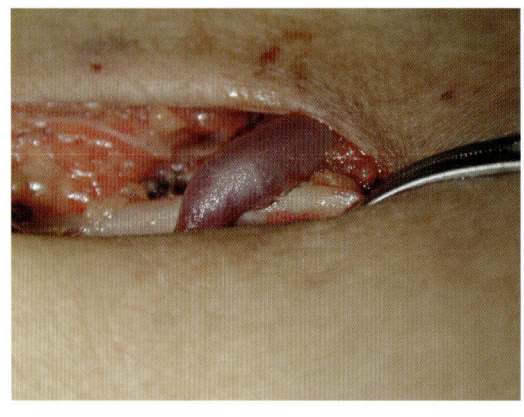

図20　正確な位置関係で吻合された正中の上腕動脈とbasilic vein
　この動静脈の位置関係は上下であり，吻合の後この関係が保たれるよう，あらかじめ開窓部を慎重に確認すること。静脈の捻じれをきたすと早晩血流は途絶えることになる。

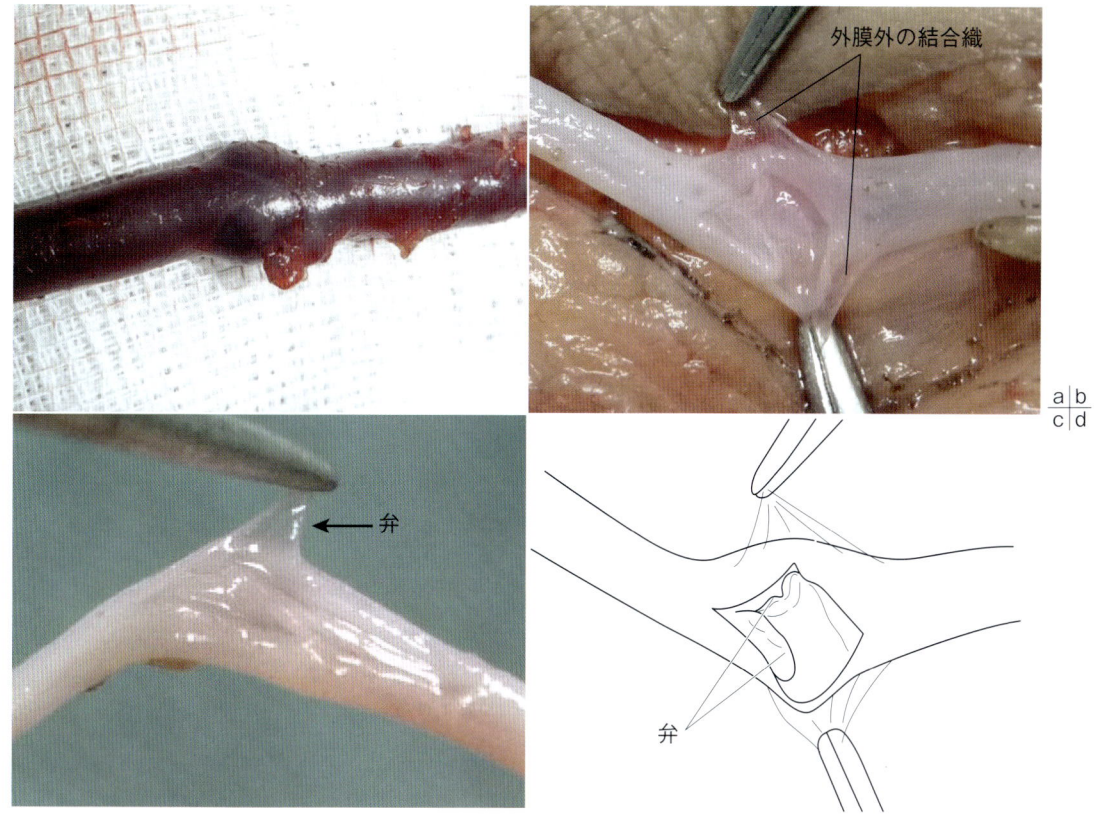

図21　静脈の開窓：開窓部が静脈弁にかかるとき
a：静脈弁と静脈洞が見える。b：静脈弁の付着部
c：透明な静脈弁をつまみ出す。d：静脈弁の付着部(b)のシェーマ

4. 動脈の開窓法（楕円）

　動脈の両側にブルドック鉗子をかけ，拡張を図り血管壁をつまみ上げ，鋭利なハサミで一気に壁を切り取ると楕円形の開窓部が得られる。このとき，内膜だけ残ることも少なくない。アテロームにもしばしば遭遇する(図22)。うまく切り取れなかった場合はメスとハサミで形成するとよい。石灰化の強い例などでは11番のメスで直線的に縦に切り開き，さらにハサミで形成する。動脈の開窓径は，長軸方向に7〜10 mm，短径は動脈壁の半周までとする。次いで，テフロン針などを用い中枢，末梢側からの血流を確認し，ヘパリン加生食で血液を追い出し，ブルドック鉗子をかける。注入時の抵抗に注意。吻合口は内膜肥厚による閉塞までの時間を稼げるかもしれないことを期待して大きくとる。シャント血流は動脈径に依存するので，口径を大きくとっても，動脈径で流量は制限され過剰とはならないと思われる。時間の経過とともに動脈径や吻合口は拡大し，過大な流量となることもあるが，これらは別途考察すべき問題である。

26   I AVF作製の基本的事項

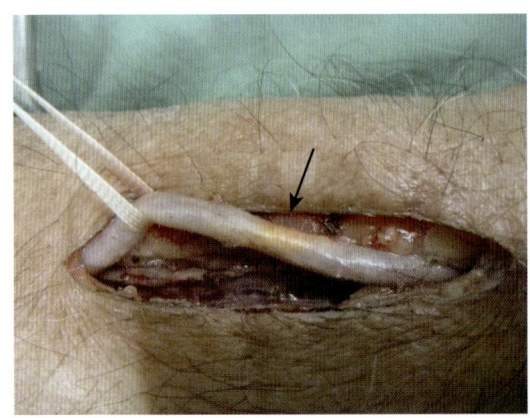

図22　動脈の開窓
アテローム(矢印)と石灰化の部分を切除,開窓し側々吻合でAVFとした。

5．動静脈の吻合

　積極的に表在化を行うのであれば,動静脈の吻合前に血管の後方で吸収糸による皮下の縫合を済ませておく。動静脈の吻合はモノフィラメント糸(7-0ポリプロピレン＝プロリン®など)を用い,連続縫合で行う。通常,動静脈開窓部の両端に糸を通し固定,支持するが,一端のみを固定すると後壁の吻合が容易となる。両端の固定は動静脈開窓径のサイズを合わせるのに好都合である。両端の固定時には動静脈の両前壁に支持糸(図23a)を置き,これを引くことで後壁が見やすくなる。固定糸の役割は,吻合口径を合わせることと,適度のテンションで安定させ吻合しやすくすることである。モスキートによる血管テープの固定やブルドッグ鉗子も血管の安定化に利用できる。縫合が進むにつれ吻合部は狭くなるので,見やすい間に,例えば中枢側から吻合を始め,多少大きく取っても影響の少ない末梢へ向かう方法もある。十分な開口を得ることができれば,吻合開始の位置は重要ではない。後壁の吻合に際し後方の組織の巻き込みに注意する。血管壁の結合織も巻き込まれ内腔に出てくることがあるため,事前に血管壁の結合織は十分剥離しておく。血管壁の状態によるが,ピッチ,縫い代は1mm前後とし,内膜を確実に縫合する(離解した動脈壁の2層化に注意)。吻合糸を強く締め付けると吻合口は巾着を閉じるようになり,予定した口径より縮小することを知っておくこと。血流再開時,血管壁は圧を受け,拡張し吻合部は締まっていくため,きつく締めてはならない。必要に応じ,最後の結紮前にクランプを解除し,動脈圧をかけてみることもある。固定せず離したまま行うパラシュート吻合(図23b)は,持針器操作に十分なスペースが取れず,後壁の吻合に難渋するときや固定の不安定な端々吻合などに有用である。両端針を用い後壁中央から左右に縫合し,前面で結紮する。

　板状に中膜が石灰化した動脈は,石灰を砕いて除去するか,そのまま貫通させる(図24)。このような血管の吻合部は密着が悪く,脆弱で血液のリークをきたすため,必要であれば吻合の後,アロンアルファ®(シアノアクリレート)などの接着剤を塗布するとよい

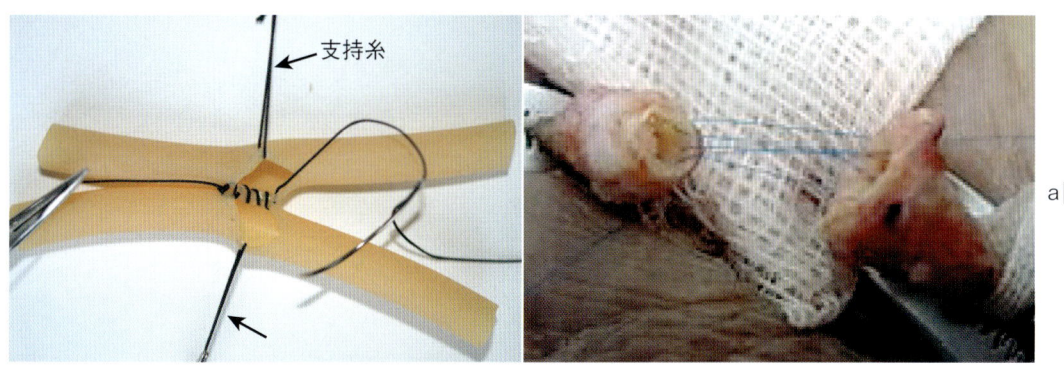

図 23　動静脈の吻合
a：一端のみを固定する方法（必要であれば前壁の支持糸を置く）。b：パラシュート吻合

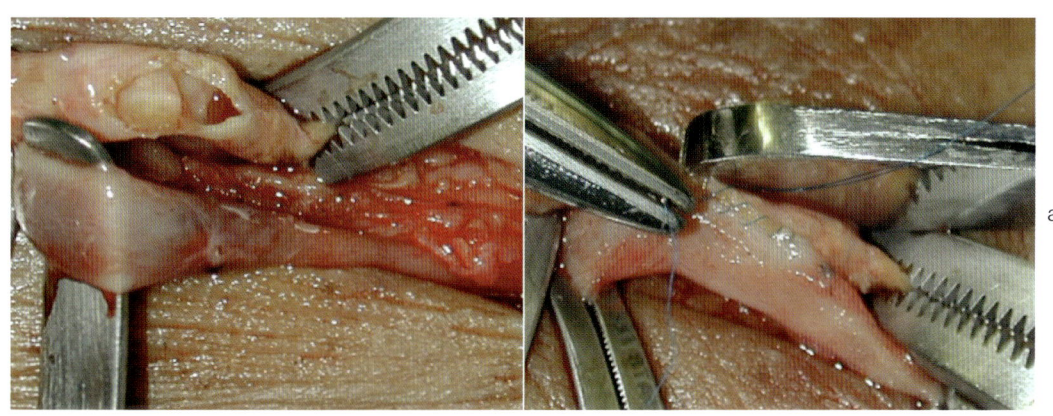

図 24　板状に中膜が石灰化した動脈の吻合（1）
　11 番の尖メスで長軸に切開した後，尖ハサミで開窓した。動脈壁内の板状の石灰化を認める。このような動脈には図 24 に示す程度の大きさのブルドッグ鉗子が必要である。それでも止血の困難なときは，壁全体の構造を保つよう板状の石灰化部を静かに押し割り，クランプする。石灰化した動脈壁にピンセットの背を当て，ここへ縫合針を押しつけるように通す(b)。板状に石灰化した部分をピンセットで除去できることもあるが，血管壁の亀裂などをきたさないよう慎重に行う。

(図 25)。劣化した生ゴム様の動脈壁にしばしば遭遇するが，このような例(図 26)では，強く締め付けると動脈壁が切れて糸が外れる。固定糸と結紮する前に慎重に糸を締め，動静脈開窓部を合わせる。次いで静脈のみを解放し，吻合部の圧迫止血後，動脈を解放する。必要に応じて接着剤を塗布する。血液がにじむようなときは，接着剤は浮き上がるので，吻合部血管の弾性を利用し陰圧にするとよい。

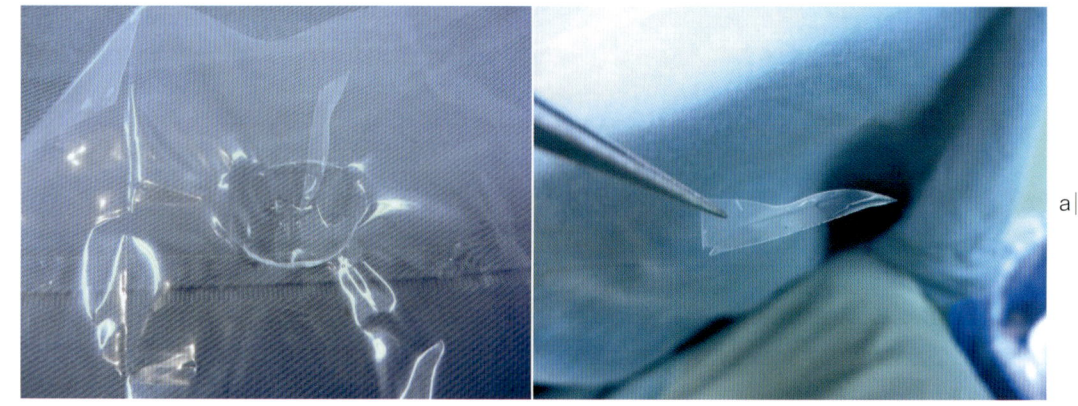

図25 アロンアルファの取扱い方（2）

　乾いたビニール（空になった生食バッグ）に指で窪みを作り，アロンアルファ®を数滴落とす(a)。ビニール片を切り取り，これにアロンアルファ®を付けて用いる(b)。

　不用意にピンセットなど手術用具に付着させないこと。すぐに乾燥したガーゼで拭き取れば固着させないで済む。ビニールとアロンアルファ®は反応しない。

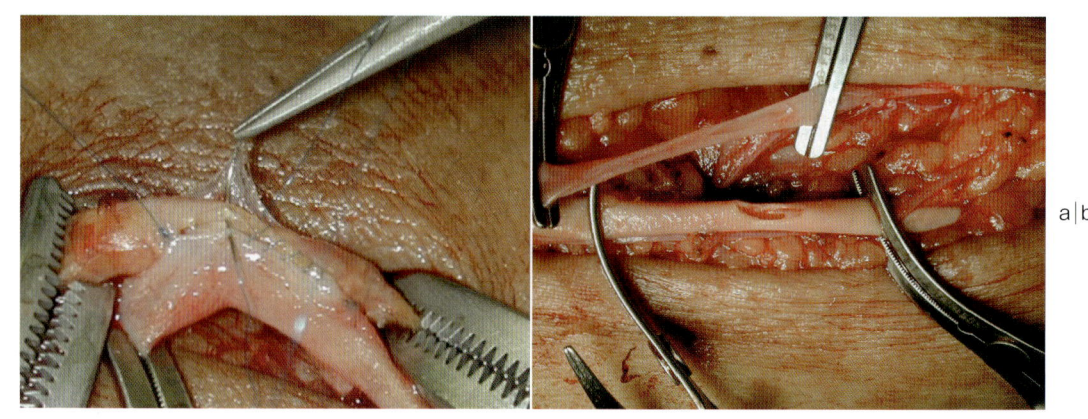

図26　頻々みられる吻合時の問題

a：針を通すとき，結合織がまとわりつくことがある。静脈を通し動脈壁の内から外へ向かい針を引き出している。次に，針を静脈壁から内腔に通すとき，この結合織が糸によって血管内に引き込まれることがあり，血栓形成などの原因になりうる。結合織は十分に剝離すべきである。

b：古くなったゴムチューブのごとく弾力を失った動脈である。解離した内膜の切り残しが見えるが，形成し，この内膜を確実に吻合する。

6．皮膚の閉鎖

　皮下脂肪の多い例では，減張のため吸収糸を用い血管の下層で皮下の縫合を行うが，通常は不要である。皮膚の縫合は，4-0ナイロンを用い皮膚を寄せ合わせるだけとし，強く締め付けないこと。大きな皮切の場合は埋没縫合も考慮する。剝離範囲の十分な橈骨動脈はこの状態で表在性となる。10～14日後，抜糸し，次いで減張用に滅菌テープで皮膚を引き寄せる。この間，出血など汚染がなければ包帯交換は不要である。抜糸前であっても創

部に問題がなければ糸の付いたまま解放してよい(筆者は概ね5日目から開放している)。2週間で組織の再構築はほぼ完成する。前腕でのシャントであれば、術当日よりシャント肢の日常的使用は可能である。シャント肢の浮腫を防ぐため、挙上し手の開閉運動を推奨する。むやみに運動制限すべきではない。

7．シャントの穿刺開始時期について

可能であれば、少なくとも3〜4週後から穿刺を開始したい。薄い静脈壁、静脈の可動性、止血操作などAVFに熟知したスタッフの監視下に、穿刺時、透析中、抜針後の出血阻止に配慮できれば、吻合部から離れた正中を当日から使用することもある。この場合、返血は反対側肢や下肢とし、血流は通常以下(100〜150 mL/min 程度)に設定する。止血時には吻合部にかかる圧を考慮し、血流を遮断しない程度に押さえる。皮膚の穿刺部と血管のそれとはズレのあることに注意が必要である(61頁参照)。

II　橈骨動脈と橈側皮静脈のAVF

　最も一般的な一次的AVFは，前腕遠位で橈骨動脈と橈側皮静脈との間である。
　以下に筆者の一般的な側々吻合の方法を示す。皮切は目的とする動静脈の中間に5〜8 cm置く（縦切開）。動静脈が多少離れていても，皮下で十分な範囲を剥離すれば無理なく引き寄せ，吻合は可能である。持針器はペンホルダー，シェイクハンドいずれでもよい。慣れ親しんだ道具を用いる。ロックしないこと。
　橈骨動脈は腕橈骨筋腱に沿って位置し，中枢寄りになるとこの筋の下方にある。皮静脈との距離が離れているとき（再建時など），橈骨動脈を広く露出するが，この腱を一部切除することがある。

図27　血管吻合の実際（左前腕，頭側から撮影）

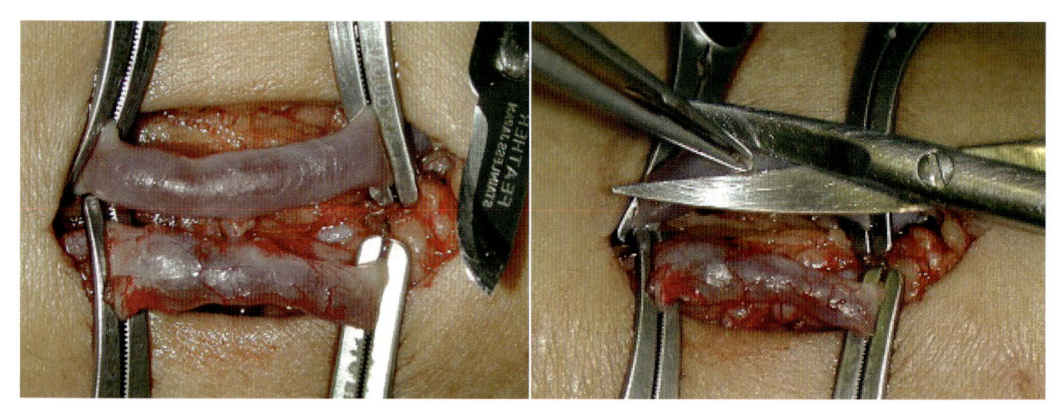

a｜b

a：剥離の完了した動静脈。上が橈骨動脈。b：ピンセットで動脈壁をつまみあげ，ハサミ（曲）で一気に壁を切り取る。サイズを比較するため15番のメスを置いた。

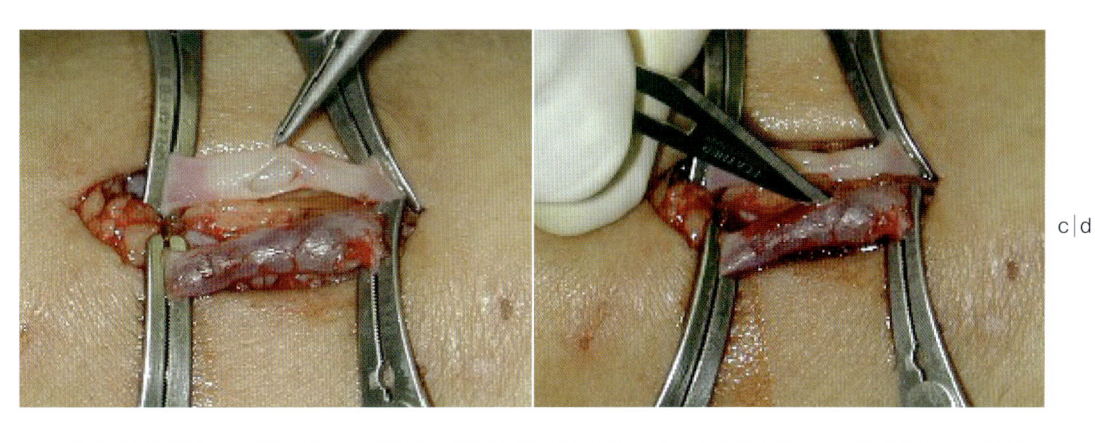

c：楕円形に開窓された動脈を示す。静脈壁に線状の栄養血管様に見えるものは付着した血液である。d：静脈の開窓は 11 番のメスを用い直線とする。後壁を傷つけないよう慎重に。サイズを確認し調整する。

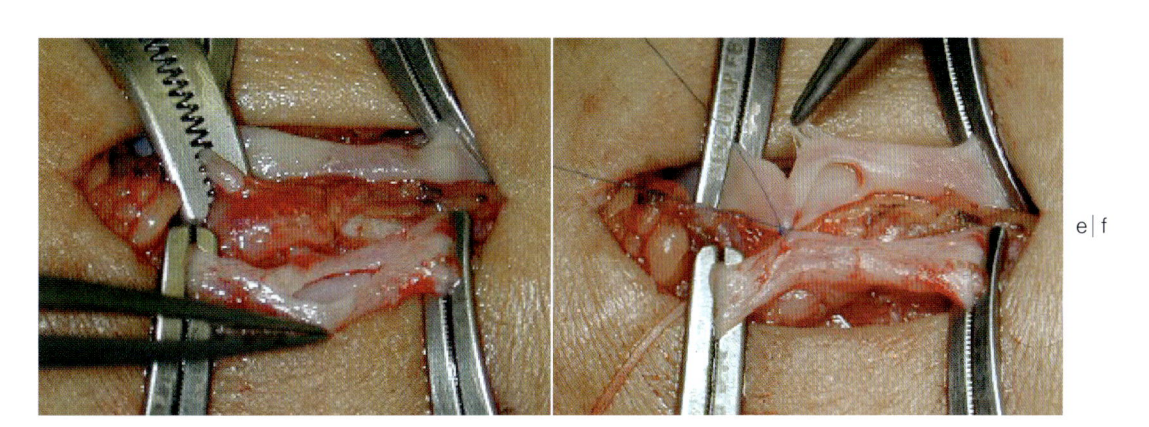

e, f：動静脈の開窓終了。両端針 7-0 ポリプロピレン糸を中央で切断して用いる。末梢側の固定から始める（状況に応じて中枢側でもよい）。7-0 ポリプロピレン糸を動脈内腔に通し，静脈内から外へ出し数回結紮し血管を固定する。数センチ残した針のない側をモスキート，ペアンなどでつまみ，必要に応じ適宜位置を変え，その重量で吻合部を支持，固定する。血液の洗い出しを忘れないこと。

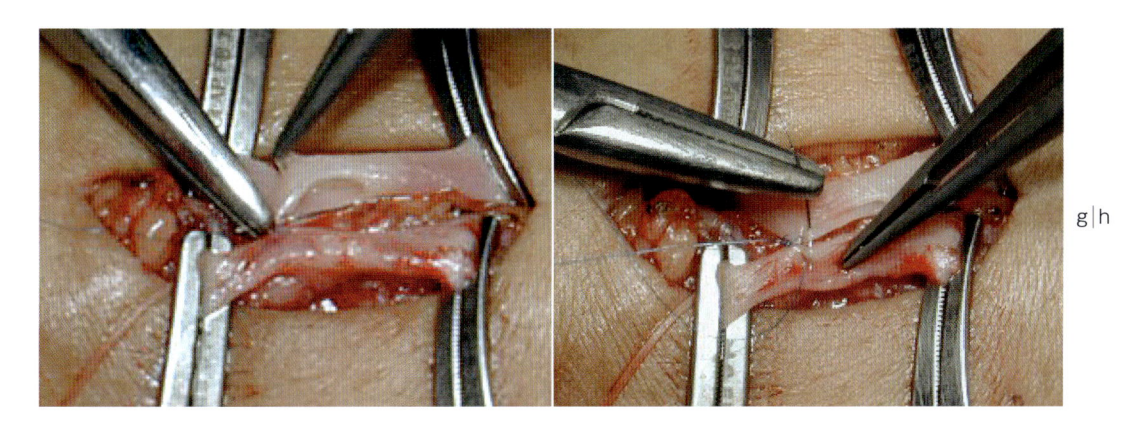

g, h：楕円形に開窓された動脈と直線に開窓された静脈の吻合はやや困難であるが，開存に有利と考えている。固定した外にある針糸を動脈内あるいは静脈内に通し，後壁を縫い始めるが，初めの一針は動静脈を同時に通さず，どちらか一方を内から外へ出し，針を持ち替え，他の血管の外から内へ進めるとよい。動静脈を同時に縫える位置に来るまでは動静脈は引き寄せずにおく。エッジから 2，3 針ほど進めた後，ピンセットで静脈を押さえ，前壁をずらし，後壁を確認しながら，動静脈を同時にとる。

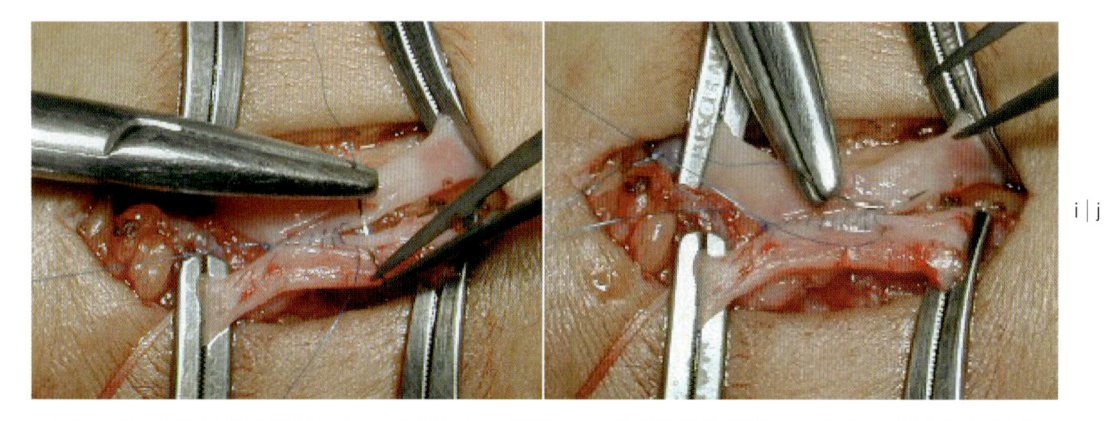

i, j：ここまで来れば後は楽になる。中枢側のエッジに近づくと後壁は視認が難しくなるので，縫合糸を締め付けず針を進める。最後まで来たら動脈側で針を外に出す。ピンセットは支える，押さえるように用い，血管壁をつかまないこと。

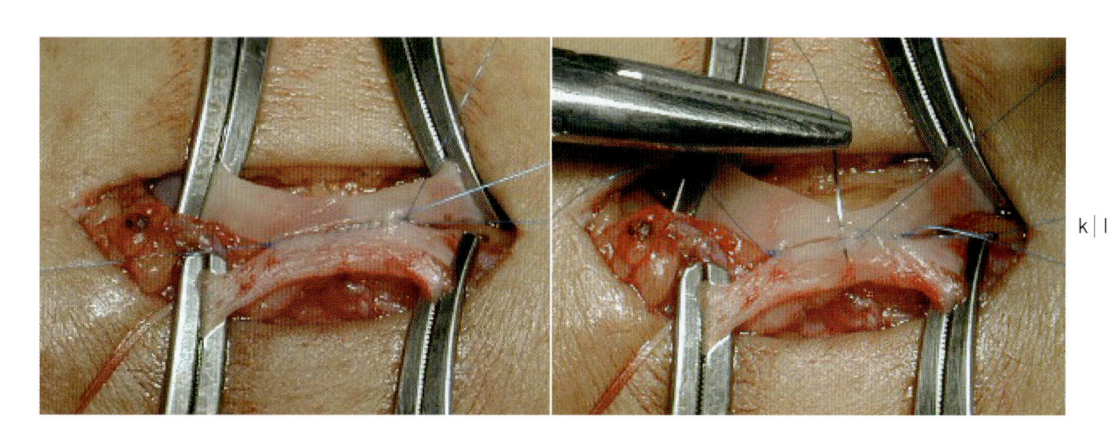

k, l：先に分けた残りの 7-0 ポリプロピレン糸で中枢側を結紮，固定する。次いで両端の固定糸を軽く引き，後壁の吻合径を過不足のないように合わせた後，後壁を縫ってきた糸と数回結ぶ。このとき，絞めすぎると開窓部は縮まることになるので確認を怠ってはならない。前壁の縫合は助手に糸を指でつまみ，軽く吊るし上げてもらうと楽である。後壁を縫い込むことを防ぐことにもなる。エッジ近くになると前壁と後壁の距離は近づくので，より慎重に針を進めなければならない。常に後壁の存在を意識すべきである。

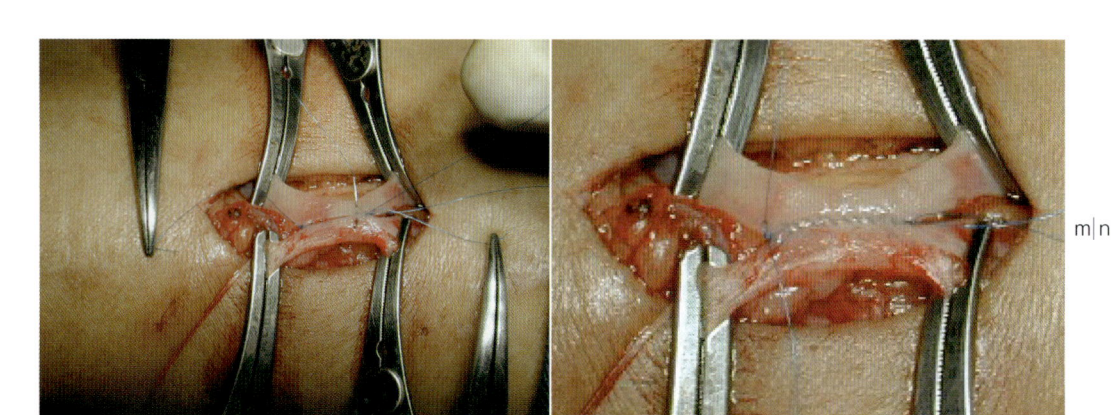

m, n：クランプ，モスキート固定の関係を示す。前壁の吻合中に後壁を縫い込んでいないことを確認する。後壁を縫い始めた位置の固定糸まで来たら，吻合径を確認し絞めすぎないよう注意を払い，固定糸と数回結ぶが，結紮の前に縫合糸を引きながら動静脈すべての鉗子を外し，吻合径，血液の流れ，漏れの程度と糸の締め具合を確かめる。

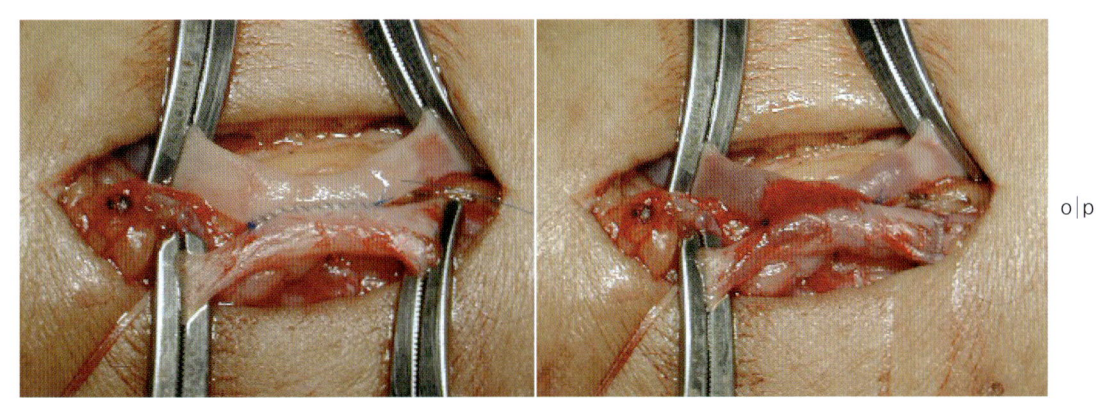

o, p：静脈中枢側の鉗子をかけたまま末梢側を解放し，静脈圧による漏れの程度をみる．次いで静脈側の鉗子をすべて外し，動脈の末梢側の鉗子から先に解放し漏れの程度を確認する．リドカイン，硫酸アミカシンを散布（有用かどうか不明）し皮膚を閉じる．

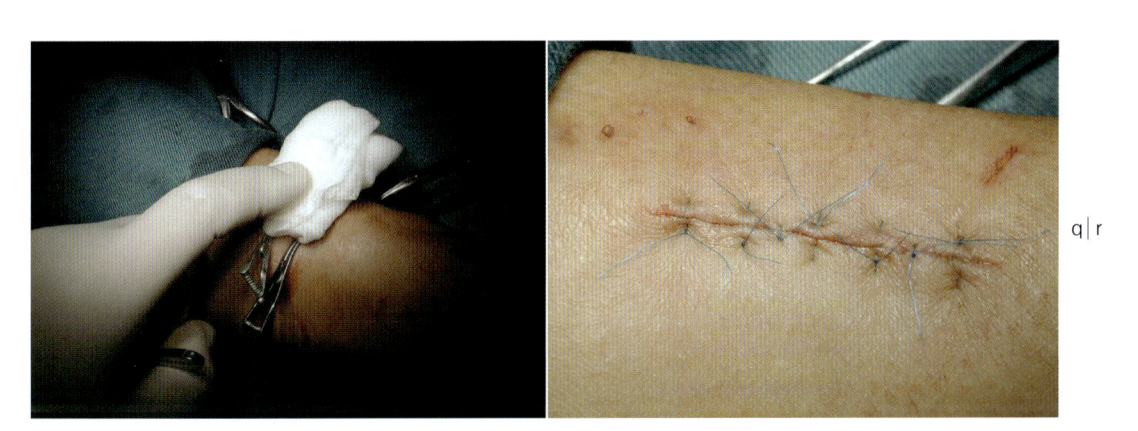

q, r：血液漏れの強いとき，動脈の鉗子は掛けたまま温生食ガーゼで止血する．通常，止血操作はすべての鉗子を外した状態で血流を遮断しない程度の圧を加え，数分間押さえれば可能である．E-PTFE の AVG では止血に時間を要する．通常，皮膚は 4-0 ナイロンを用いる（本例では余った 7-0 ポリプロピレン糸で縫合した）．

＊吸収糸バイクリル 4-0 などを用いた皮膚の埋没縫合は，傷を目立たなくするので症例に応じて選択するとよい．

筆者は動静脈の吻合に際し通常，末梢側を固定した 1 本の針糸でそのまま全周を一気に縫合している．側々吻合の末梢側を結紮すべきかどうかは，正中に向かう静脈が十分拡張できるかどうかを判断して行うこともある．それが不明なときは，手背を介して尺側皮静脈，正中皮静脈への血流を残すため結紮はしない．筆者は多くの場合側々吻合後の末梢の結紮は行っていない．動脈圧を分散させるほうが開存性は良さそうである．

VA作製に際し，動静脈を十分剝離する理由は，静脈の拡張が期待されること，表在化されること，絞扼を防ぐこと，修復の必要な場合に備えること，などにある．AVFやAVGの狭窄，閉塞時の修復，抜去などを行うには，これらの血管を露出しクランプをかけ，血流を止めなければならない．このとき，分枝の処理ができていなければ，癒着した血管の剝離に際し出血に悩まされることになるので，初めのVA作製時に十分な時間をかけて行う必要がある．特に正中での修復は伴走静脈，皮神経からの出血に煩わされることがある．これを避けるためにも表在化しておくとよい．

　＊吸収糸には以下の製品がある
1．合成編み糸
　バイクリル®（ポリグラクチン910），デキソン®（ポリグリコール酸）
　モノクリル®
2．合成モノフィラメント
　PDS®（ポリディオキサノン），マクソン®

III Arterio-Venous Graft (AVG)

　人工血管吻合部は相手血管の位置により適切な角度に切り(図28)，先端を丸くし動静脈の吻合口径をこれに合わせる。6-0ポリプロピレン糸などで吻合する。

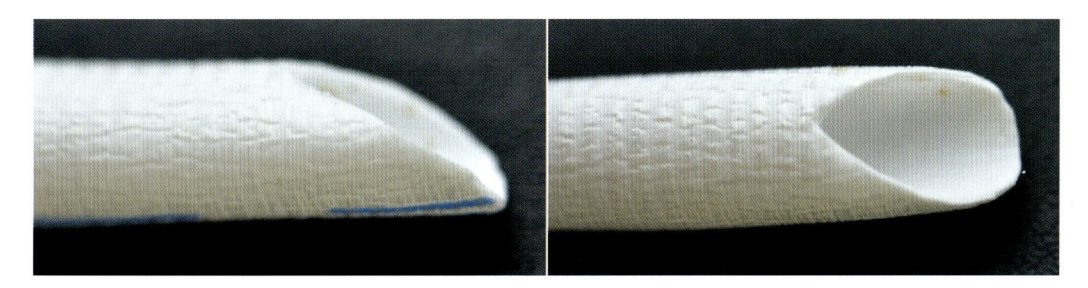

図28　人工血管吻合部

　手首での初回作製が困難な例や，前腕での複数回の術後にAVFの機能を失ったとき，正中でのAVFやAVGが作製される。橈骨動脈から尺側，正中へのAVGももちろん可能である。過去のシャント手術の影響を事前に確認しデザインしなければならない。明らかな細菌感染のある患者では，グラフト移植は感染の治癒を待って行うべきである。正中上腕動脈を用いたAVGは，前腕内でのcephalic veinまたはbasilic veinとのループもしくは遠位へのストレートグラフトとなる。可能な限り関節を越えないこと。止むを得ない場合，関節を斜めに横切るS字状にすると，屈曲時に捻られるが折れ曲がらずに済む(図29)。同部に適当な静脈がないときは動脈のみの表在化となり，他に静脈の確保が必要である。正中上腕動脈からbasilic veinやcephalic veinへの大量なシャントは，心機能障害や末梢血流障害が存在すると鬱血性心不全を引き起こしたり，手を失うこともある(図30)ので，適応を誤ってはならない。この10年，筆者は正中ではシャントとせず，動脈と静脈の直接穿刺を容易にする表在化を主に作製している。正中でのAVF，AVGの作製，修復，閉鎖，抜去などに際しては，剝離，結紮時に正中神経を傷つけないよう注意を払わなければならない。

　正中で動静脈を単純に吻合するといずれ穿刺が困難になることがある(深部へ潜り込み

36　Ⅲ　Arterio-Venous Graft（AVG）

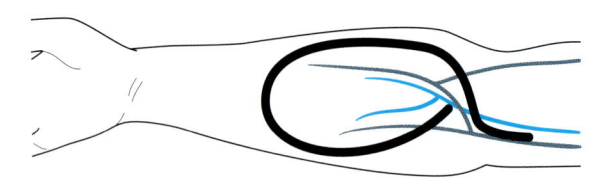

図29　正中関節をまたぐAVG

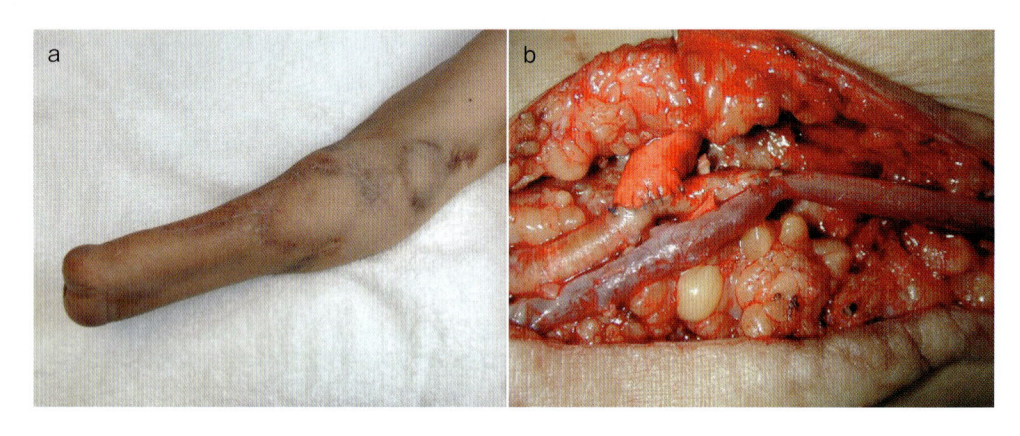

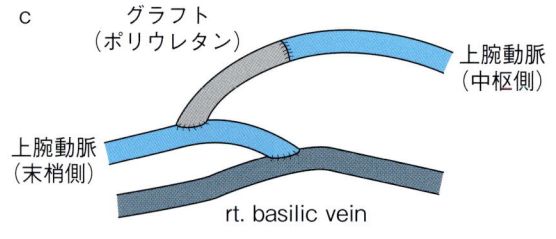

図30　右手を失った症例

　この右手を失った例は頻回のAVF，AVG作製が行われており，末梢への血流障害がすでにあるところへ，直近の右上腕内側AVGが手の血流を極度に減少させたと思われる。このグラフトは取り除かれたが，すでに手を失っており，今となってはシャントがあっても構わない。左前腕の血管の荒廃も高度なため，図cのごとく右上腕で動脈の表在化とAVFを作製した（上腕動脈末梢をbasilic veinへ吻合し，上腕動脈中枢側は十分な長さを確保できなかったためグラフトで延長し，これを上腕動脈末梢側へ吻合）。上腕動脈に輪状の石灰化を認める。大流量シャントによるスチール対策として，細くしたグラフトのインターポーズ，バンディング，縫縮などが行われるが，血流のコントロールは困難である。狭すぎると血栓をきたし，不十分だとスチールは改善しない。一時良好に見えても長期的にはコントロールできないことが多い。シャントを閉鎖し他の方法を考えるべきである。

穿刺範囲の限られたbasilic vein，拡張性に欠けたcephalic vein）。少なくとも拡張と表在化を同時に行うべきである（二次以降では，過去のAVFの影響を被り，静脈は少なからず肥厚，狭窄をきたしているため，開存性に問題を抱えた静脈を用いることになる）。
　伴走静脈とのシャントは他に選択肢のないとき，あるいは長期開存を期待しなくてもよいときに行うこともあるが，伴走静脈の表在化を併設しなければ穿刺は不可能である。しかも，伴走静脈は表在化しても開存性に乏しい。穿刺を可能にするためにはAVFは避けるべきで，伴走静脈はAVGのみが辛うじて使用可能と考えたほうがよい。

1. 正中上腕動脈と皮静脈の表在化およびAVG(ポリウレタン)

図31 正中上腕静脈と皮静脈の表在化（72歳男性，CGN）

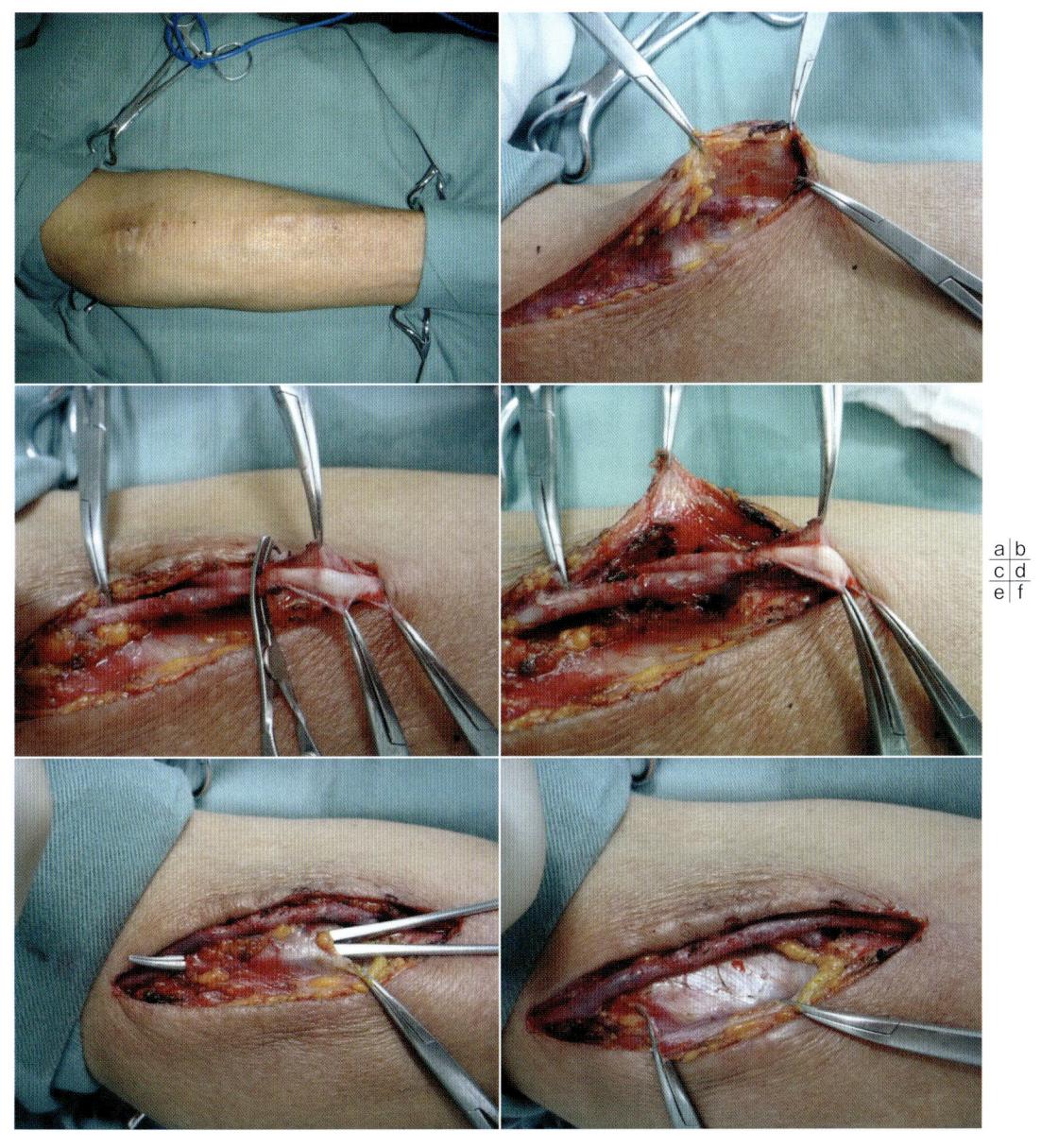

a, b：皮切は橈骨動脈，尺骨動脈の分岐部付近から上腕動脈に沿って約10 cm。電気メスで止血しながら静脈に至る。
c, d：尺側正中皮静脈および橈側正中皮静脈は開存しているが，過去の前腕AVFとPTAの影響で前腕分岐部までの静脈は索状に硬化，閉塞している。
e, f：静脈下層の皮下組織を開くと，二頭筋腱膜が現われる。

g	h
i	j
k	l

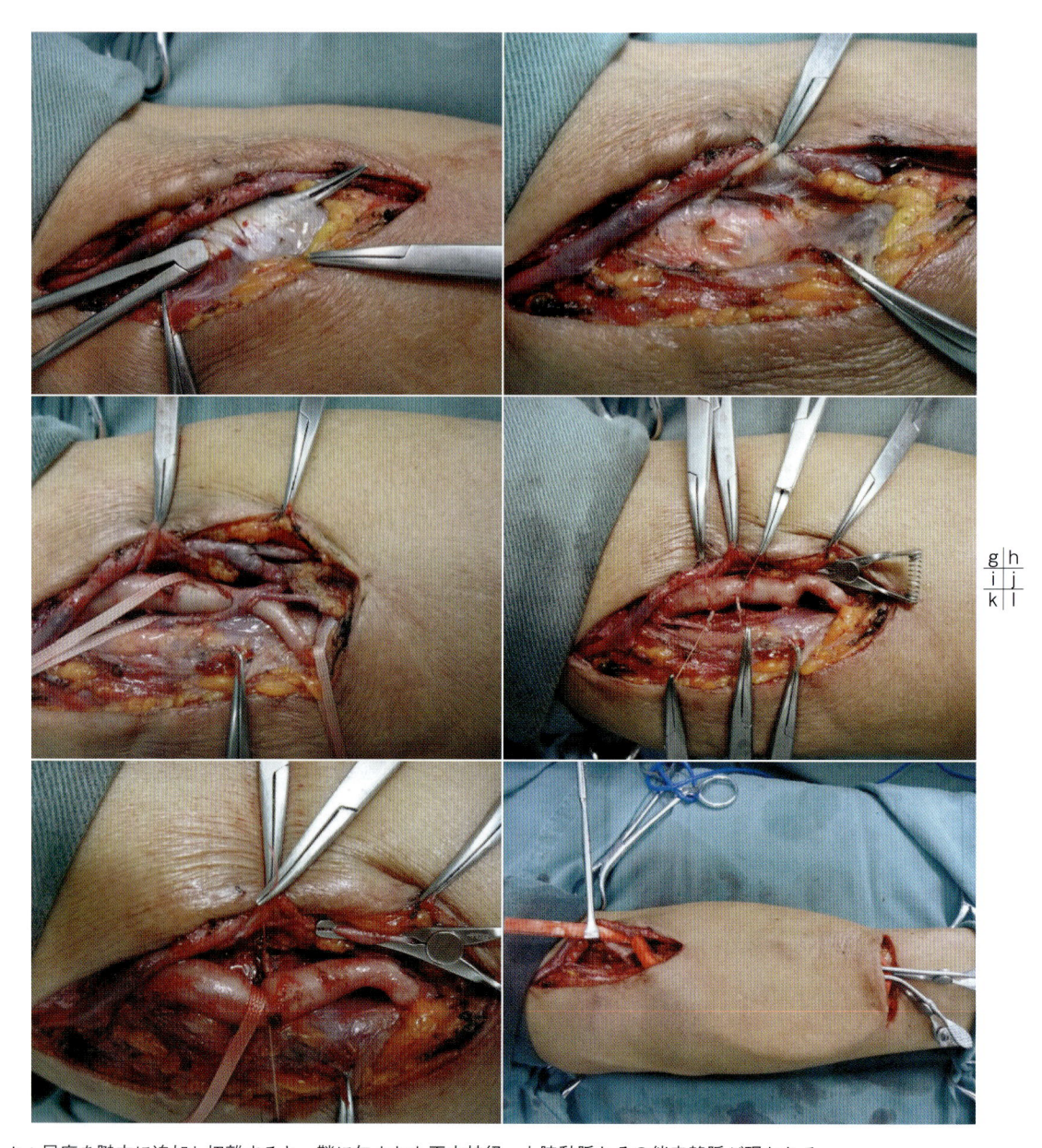

g, h：局麻を腱内に追加し切離すると，鞘に包まれた正中神経，上腕動脈とその伴走静脈が現われる。

i, j：伴走静脈を傷つけないように剝離を進める。血管テープをかけた細い血管が尺骨動脈である。橈骨動脈と尺骨動脈に沿って繋がる伴走静脈は結紮し切り離しておく（分離後の伴走静脈は温存し，血流を途絶させないこと）。動脈分岐部背側の細い分枝を結紮離断，剝離し表在化しておく。修復を要するかもしれない後日を考えてのことである。特に，グラフト感染時には速やかに抜去しなければならないので，そのときの剝離を想定しておく必要がある。関節の動きに影響されないよう，前腕寄り（分岐部直前）に吻合口をおく。表在化された動脈は穿刺可能である。分岐直後の橈骨動脈あるいは尺骨動脈にグラフトを吻合することも可能だが深い。正中から尺側への静脈には多数の穿刺痕と狭窄を認めた。

k, l：動脈の末梢は橈骨動脈と尺骨動脈の分岐部を越えるまで剝離し，上腕動脈の下層で二頭筋腱膜を縫合しベッドとする。中枢側は必要に応じ筋膜を開き，血管テープで動脈を軽く引き出す。このとき，助手は2本の筋鉤で皮膚をハの字に吊るし上げ，術者は直視下に動脈の分枝，伴走静脈および交通枝を傷つけないように剝離を進める。盲目的に剝離してはならない。皮下トンネルの作製前に前腕遠位を麻酔し横切開を加え，皮切の中枢側を剝離する（グラフトを皮切直下におかない）。前腕に大きく湾曲した皮下トンネルを作製した。ケリーなどでルートをつけた後トンネラーを用いるとよい。AVGにはトンネラーは必須である。これを用いれば捻じれることはない。

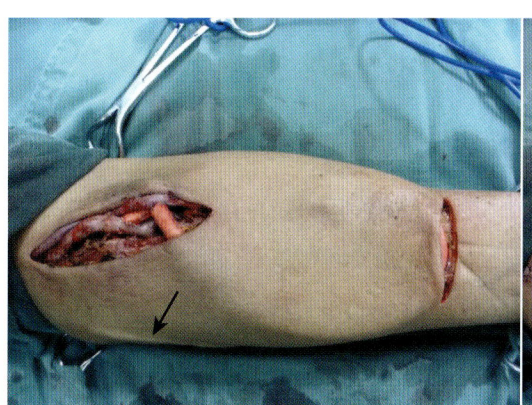

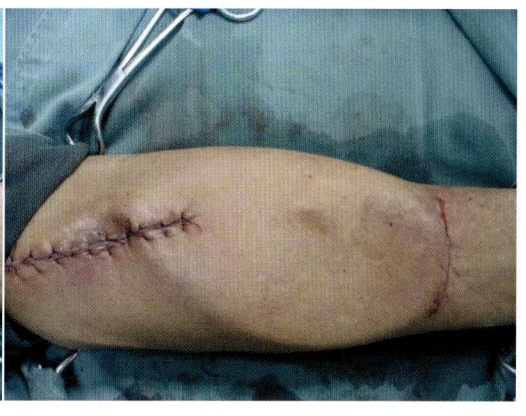

m, n：本例ではグラフトを橈側正中皮静脈の下を潜らせ動脈に吻合し，左前腕外側から内側を通し，ループ状に橈側正中皮静脈へ繋いだが，一般的には前腕〜正中でのループは，動脈に吻合したグラフトは前腕内側を通し，外側に回すことが多い．グラフトの狭窄や閉塞は静脈側吻合部に強いため，本例では修復の容易さを考慮した結果である．さらに，修復不能なとき動脈の直接穿刺が可能となるように作製した．返血に使える尺側皮静脈が見える（矢印）．筆者は先に静脈側を吻合し，次いで皮下トンネルを通し，グラフトの長さを合わせ，動脈側を吻合している．動静脈開窓の位置を誤ってはならない（血管の真横にすることも少なくない）．皮膚の上からグラフトを寄せるように押しながらこれを引くと，グラフトは移動できる．皮膚を閉じたとき，過不足のないようグラフトを切りそろえる．静脈側吻合が済んだらヘパリン生食を満たした注射器にグラフトを繋ぎ，クランプを解除しグラフトへ静脈血を引き込む（末梢，中枢側からの流入を確認する）．確認後，ヘパリン生食をグラフト内へ送り血液と置き換える．

ポリウレタンでは吻合部からの血液漏れはほとんどみられないが，E-PTFE は圧迫止血を要する．吻合部の止血中から動脈側の吻合終了までグラフトをクランプし，静脈は解放し血流を保つ．E-PTFE のクランプは強めでなければならない（モスキートを用いることもある）．抗凝固薬などを使用中の患者では，先にトンネルを作製し，ケリーでガーゼを通し，圧迫止血しながら静脈側との吻合を進めるとよい．ガーゼを通す際には皮膚を吊り上げ，巻き込みを防ぐ．

2. 正中上腕動脈と伴走静脈の AVG（ポリウレタン）

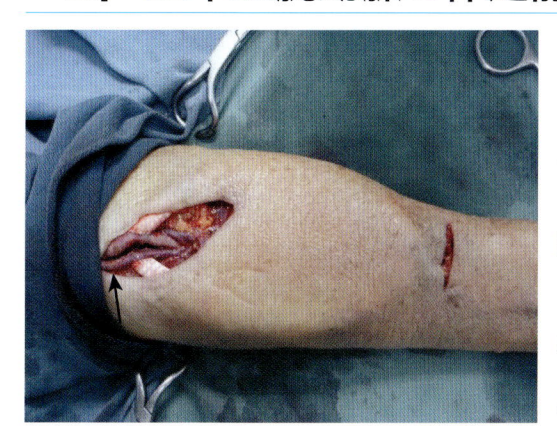

図 32　正中上腕動脈と伴走静脈の AVG（92 歳女性）

　左上腕動脈を一部表在化し，上腕や前腕皮静脈が利用できないため，やむなく伴走静脈（矢印）との間にポリウレタン製人工血管で AVG を作製した（92 歳の高齢者であることも考慮）．

3．正中上腕動脈と橈側皮静脈の AVG（ポリウレタン）

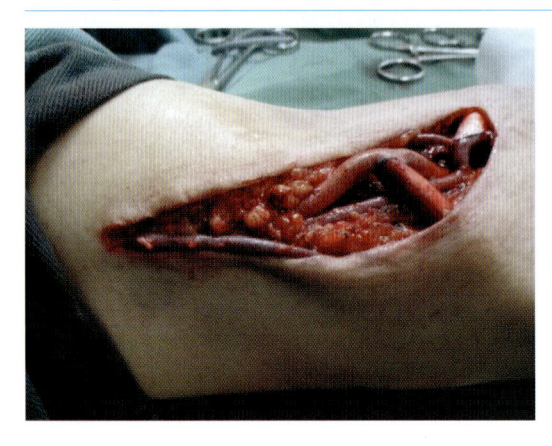

図33　正中上腕動脈と橈側皮静脈の AVG（66 歳男性，DM）
上腕動脈および basilic vein を部分的に表在化。この上腕動脈は吻合部を切断しても引き寄せて端々吻合が十分可能である。

4．正中上腕動脈と尺側皮静脈の AVG（E-PTFE）

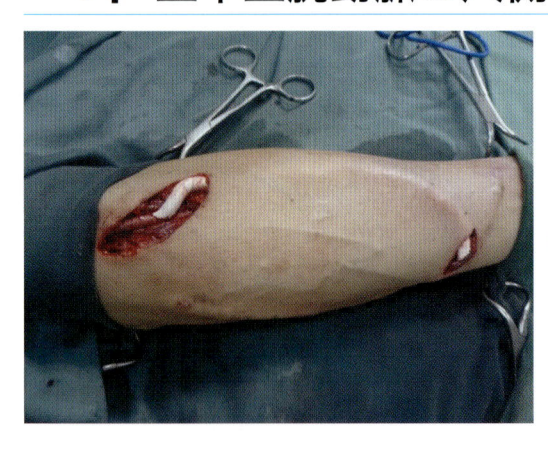

図34　正中上腕動脈と尺側皮静脈の AVG（57 歳男性，DM）
細い橈骨動脈と尺側皮静脈間の AVG が閉塞したため，左正中上腕動脈からグラフト（E-PTFE）でシャント化した。たるんだグラフトは皮下を剥離し，橈側外側へ押し出し，たるみを調整した。

5．上腕部の AVG（ポリウレタン）

図35　上腕部の AVG

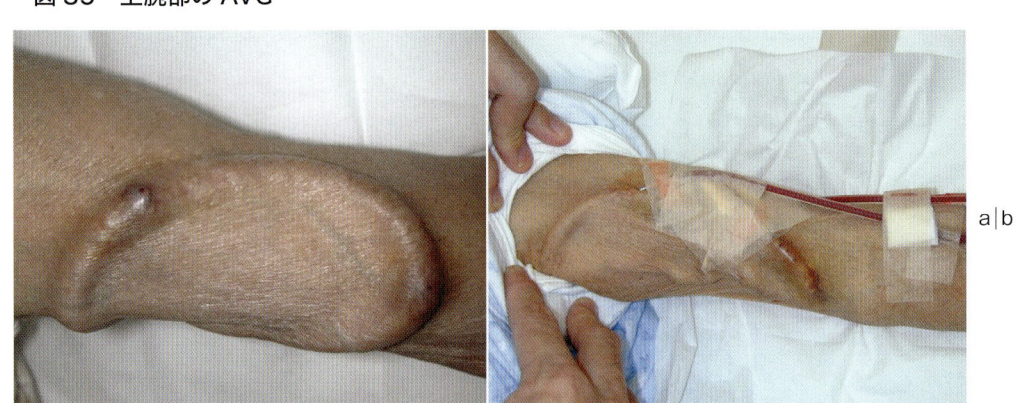

a｜b

a：71 歳男性，CGN。b：86 歳女性，CGN
正中上腕動脈の利用が可能でも，正中関節を越え上腕の静脈に繋がなければならない場合は上腕内でループをおく。グラフトのボタンホール穿刺の症例である。

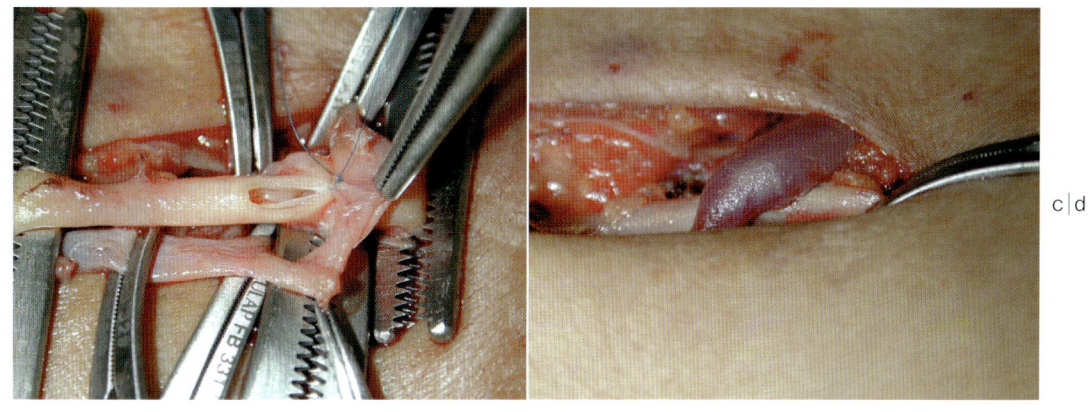

c, d：73歳男性。
c：内膜の離開を認める弾性を失った動脈で，動脈壁は煮込んだ角煮の豚皮のように軟らかく脆い。糸を強く締め付けると動脈壁は切れる。この内膜は確実に縫い込まなければならない。
d：正確な位置関係で吻合された正中上腕動脈と basilic vein。血流は cephalic vein や貫通枝（結紮する）へも向かう。この動静脈の位置関係は上下であり，吻合後この関係が保たれるよう，あらかじめ開窓部を慎重に確認すること。吻合口がずれると静脈の捻じれをきたし，早晩，血流は途絶えることになる。皮膚を吊り上げながら，のぞき込むように上腕動脈を可能な限り末梢と中枢側を剥離し，皮下へ寄せてある。動静脈とも部分的な表在化を行った（動脈の直接穿刺が可能）。

6．AVGのデザイン

図36に示すAVGはいずれも短く小さなループであり，すでに閉塞している。穿刺部を広く確保するためには十分な長さと血流の滑らかさを考慮し，前腕2/3程度を占める大きな楕円形のAVGとしたい。内部に高圧をかけるとループを直線化する力が働くため，疎な皮下組織の患者では動脈吻合部からループ先端までが直線化し，先端は鋭角となる。これを防ぐためにはRを大きくとるとよい。

図36　AVGのデザイン

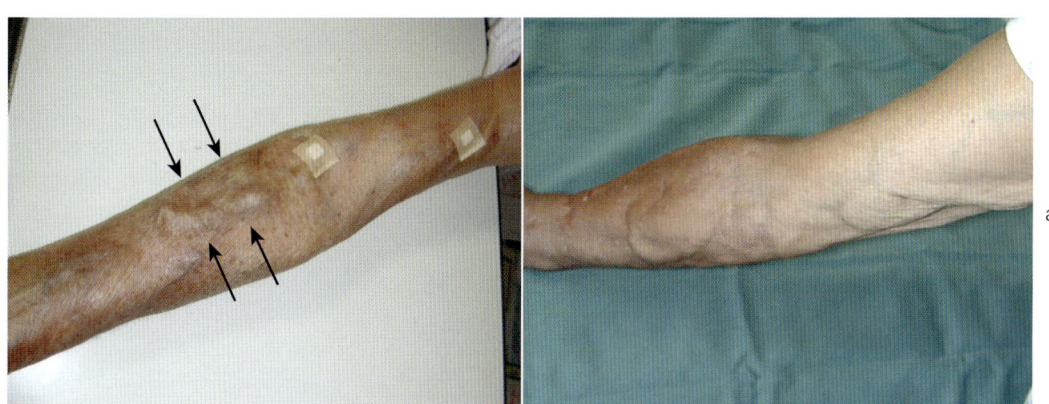

a：U字型の鋭角で短いAVG（矢印）。b：尺側に偏った短いAVG

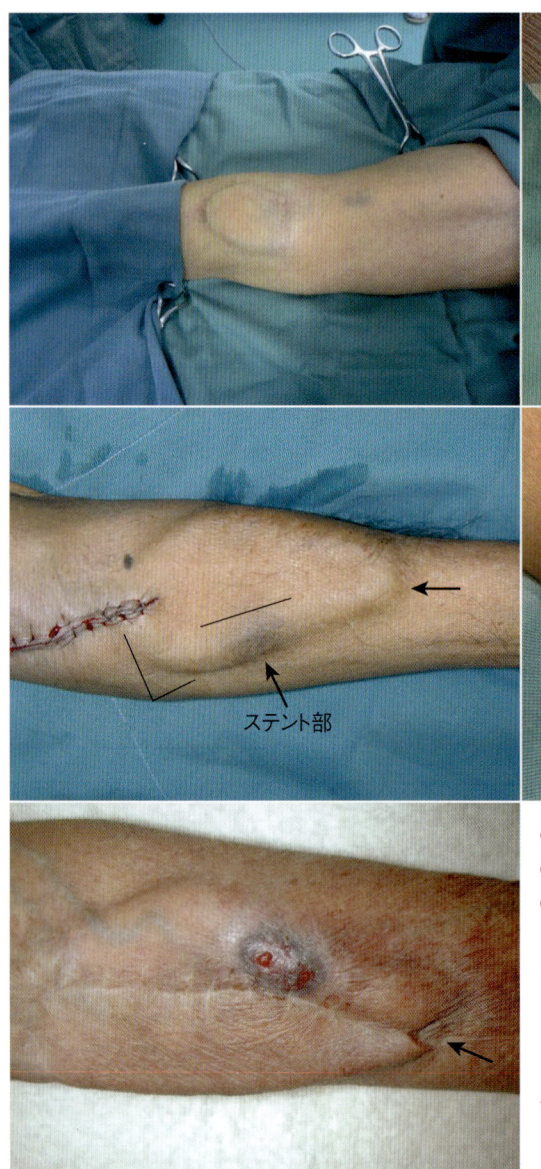

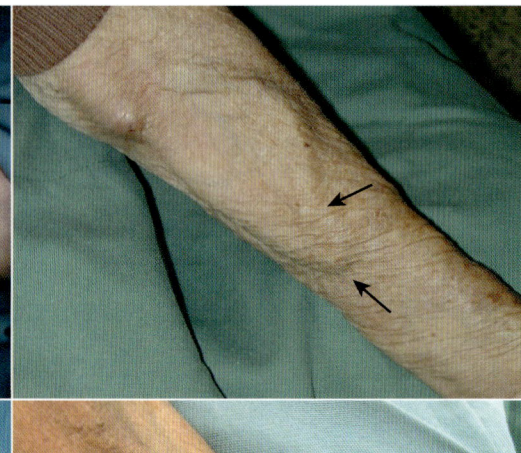

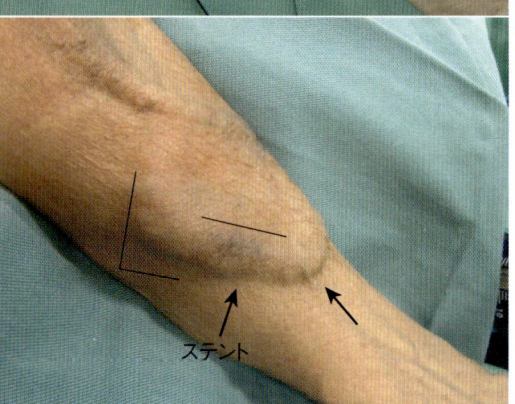

c：短すぎる小さなグラフト
d：ヘアピン状の変形。外側に逆向きのRがある。
e：内側の直線部分にステントが置かれており（黒ずんだ部分，矢印）このため上腕動脈吻合部近くは直角に，先端のRも変形している。本例のグラフトは閉塞しており，高齢（86歳）で心機能にも問題があるため，上腕動脈およびbasilic vein，伴走静脈を表在化した。
f：別の患者のステントによる変形（矢印）である。本来ステントは簡単に到達できない体深部の動脈などに用いるべきで，体表にあるAVGであればグラフトの交換で事足りる。
g：85歳女性，CGN。内腔は血栓で満たされ，閉塞した人工血管（ポリウレタン）。Rが小さく鋭角になったループの先端は切れており（矢印），穿刺部は肉芽を形成し出血を認める。

Ⅳ　表在化

1．橈骨動脈の表在化

　緊急避難のため，初めの AVF 作製時に橈骨動脈を表在化しておくとよい。そのためには十分な長さを剝離し皮下におくことである。吻合部の狭窄，閉鎖時にはこの動脈を直接穿刺すればよい。18 G 針でボタンホール穿刺が可能である。短期的には透析時の血流は 200 mL/min に満たなくともよい。この間に新たな VA を作製する。

1）初回 AVF 作製時の吻合部血管の表在化

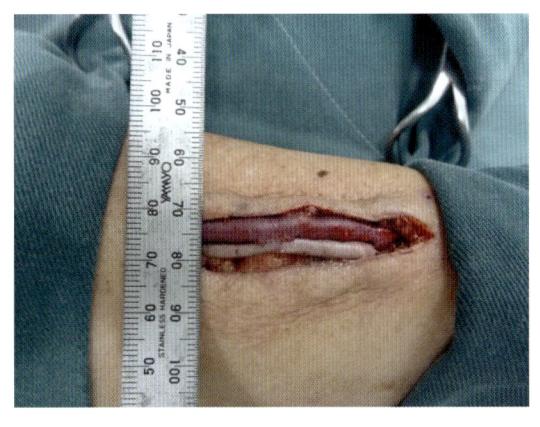

図 37　57 歳男性，CGN

皮下組織を切開創の両側へそれぞれ 1 cm 程度剝離，皮下組織を縫合しベッドとした。動静脈の上に皮膚を乗せるように緩く縫合し表在化した。

2）修復時の表在化

　前腕 AVF でのシャント化静脈の閉塞が吻合部近くに限局し，分枝との合流部以降は開存している例を示す。一般的に AVF の動脈は開存していることが多く，高位での再建が可能である。

図38 57歳女性，SLE，PTA

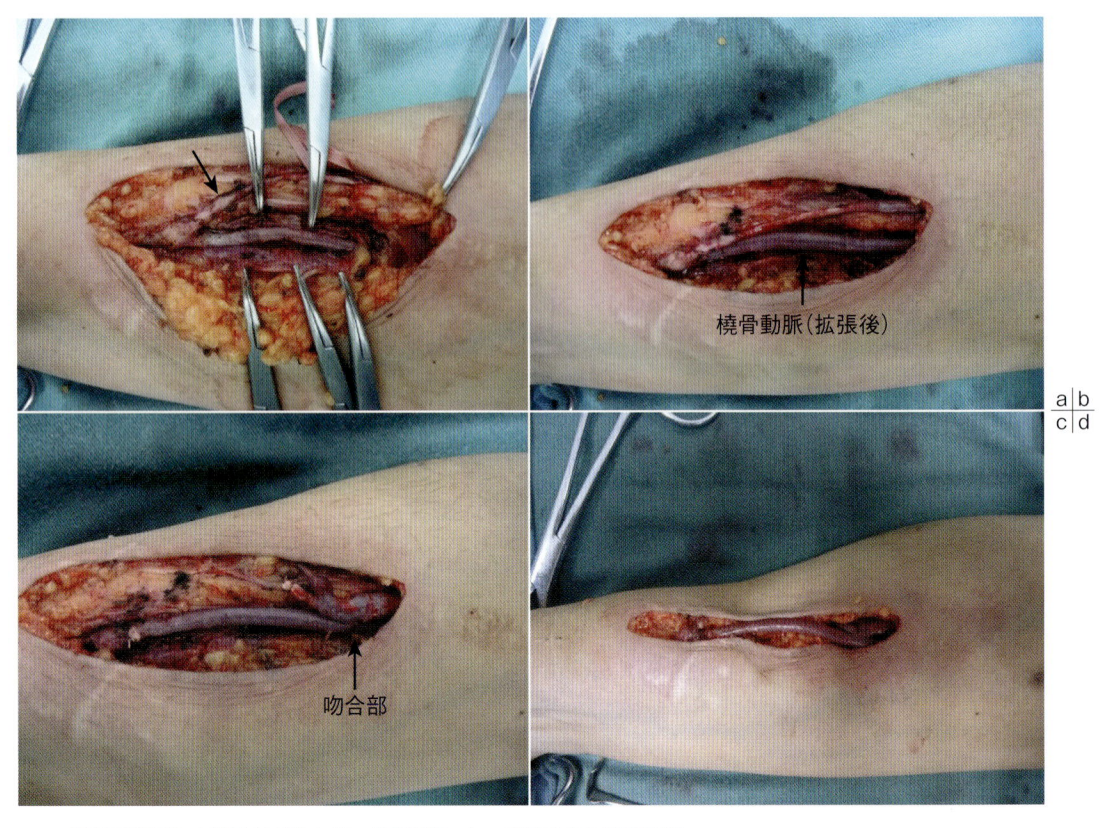

a：索状に閉塞した静脈（矢印）と細い橈骨動脈。b：拡張できた橈骨動脈
c, d：索状に閉塞した過去のシャント化静脈と腕橈骨筋腱を一部切除し，中枢寄りで AVF を作製。橈骨動脈は剝離，拡張せしめ表在化した。

3）閉塞した AVF の橈骨動脈の使用例

図39 49歳男性，CGN

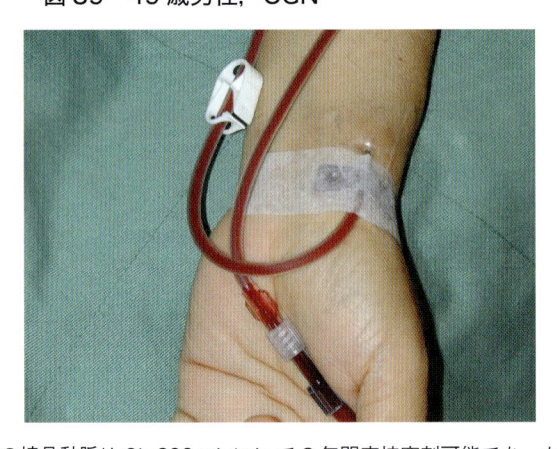

この橈骨動脈は Qb 200 mL/min で 2 年間直接穿刺可能であった。

2．上腕での動静脈の表在化 (Shunt less)

　前腕における AVF や AVG の作製で使い尽くされ荒廃した血管の症例では，上腕での表在化が有用である．それには上腕動脈と basilic vein を用いる．皮切は正中の橈骨動脈，尺骨動脈分岐部付近から上腕二頭筋辺縁に沿い腋窩にかけて 10～15 cm とし，上腕二頭筋腱膜を切断し，上腕二頭筋内側の上腕動脈に沿って筋膜を開いていく．上腕深動脈は結紮してはならない．上腕動脈は正中神経とともに鞘状に包まれており，これを剥離する．正中神経の走行は上腕動脈の後方にあることが多いが，前方，側方のこともある．この正中神経を傷つけてはならない．鞘内へ 29 番針でリドカインを注入することで剥離中の疼痛は消える．

　局所麻酔は適宜分割し用いる．皮膚，筋膜，腱は痛みを感ずるが，皮下組織層は概ね疼痛は少ない．皮神経近くを電気メスで切り進むときは，当該神経の中枢側を強めにピンセットでつまみ，ピンセットを周囲組織へ接地するとよい．リドカイン少量を 29 番針で皮神経鞘へ注入することも有効である．

　Cephalic vein を体表から視認，触診し，直接穿刺可能と判断できれば表在化は不要であるが，肥満の強いときは表在化が必要である．cephalic vein は硬い膜に包まれ拡張性に乏しいことがあり，しかもそれは判断が難しい．上腕動脈と cephalic vein を同時に表在化するには位置的に無理がある．cephalic vein の表在化は二次的に行う．basilic vein, cephalic vein を表在化したうえで AVF にすることは可能であるが，静脈を高圧に曝すことで静脈の開存を脅かすため，なけなしの静脈を温存するためにはシャントにしないほうが有利と筆者は考えている．皮下トンネルを通し表在化された動脈の穿刺および端々吻合の安全性に関しては，ここ十数年の筆者の経験では特に問題を生じていない．例外は止血困難，血腫，瘤形成であるが，数例にとどまり，穿刺法，穿刺針，止血法を工夫することで克服できるものがほとんどである．

　上腕動脈の伴走静脈も表在化は可能であるが，壁は薄く拡張性に乏しい 2 本の伴走静脈が互いに交通し，剥離は困難で開存性も悪いため，basilic vein, cephalic vein が使えないときに用いる．太めの伴走静脈は稀である．

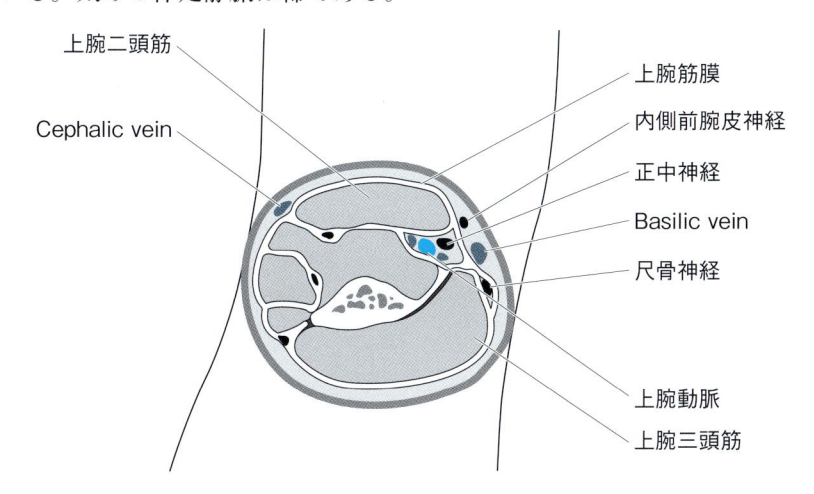

図 40　上腕遠位部の横断面 (Atlas of Human Anatomy, Netter より引用，改変)

1）左上腕 cephalic vein の表在化
図41　73歳女性，CGN

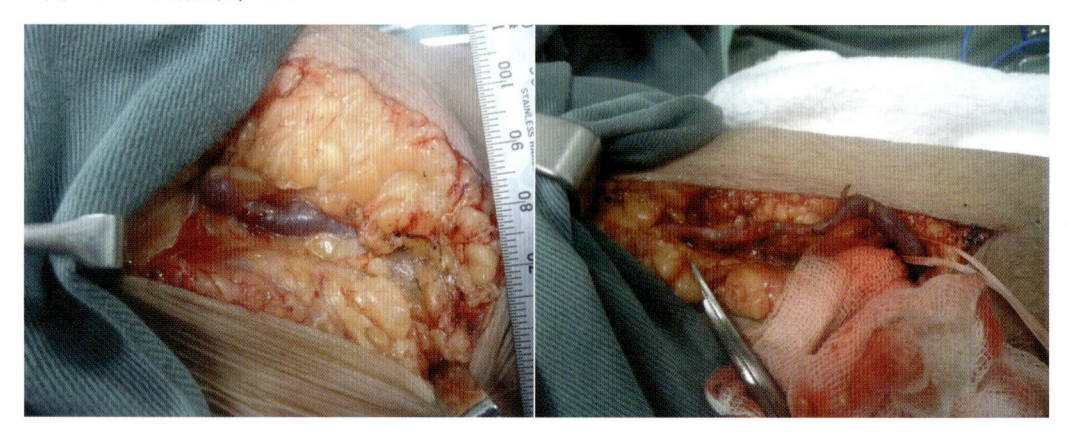

おびただしい脂肪組織に埋もれたシャント化された cephalic vein は吻合部近くの限られた部分で穿刺されている。テープのかかった部分は太く拡張しているが，中枢側は細い。この状態では静脈周囲の結合織の反応のため，いずれ硬く包まれるようになり索状に変化する。さらに，狭い部分を通過する血液による shear stress で内膜は肥厚し閉塞する可能性がある。皮膚を吊るし上げ可能な限り奥まで剥離し，中枢側を遮断し用手加圧で拡張できた。極度の肥満例では当初から表在化を考慮したい。術後しばらく使えないため，本例では反対側上腕で表在化した動静脈が穿刺可能になってから，この左 cephalic vein を表在化した。

2）左上腕動脈と上腕 basilic vein の表在化
図42　72歳女性，CGN

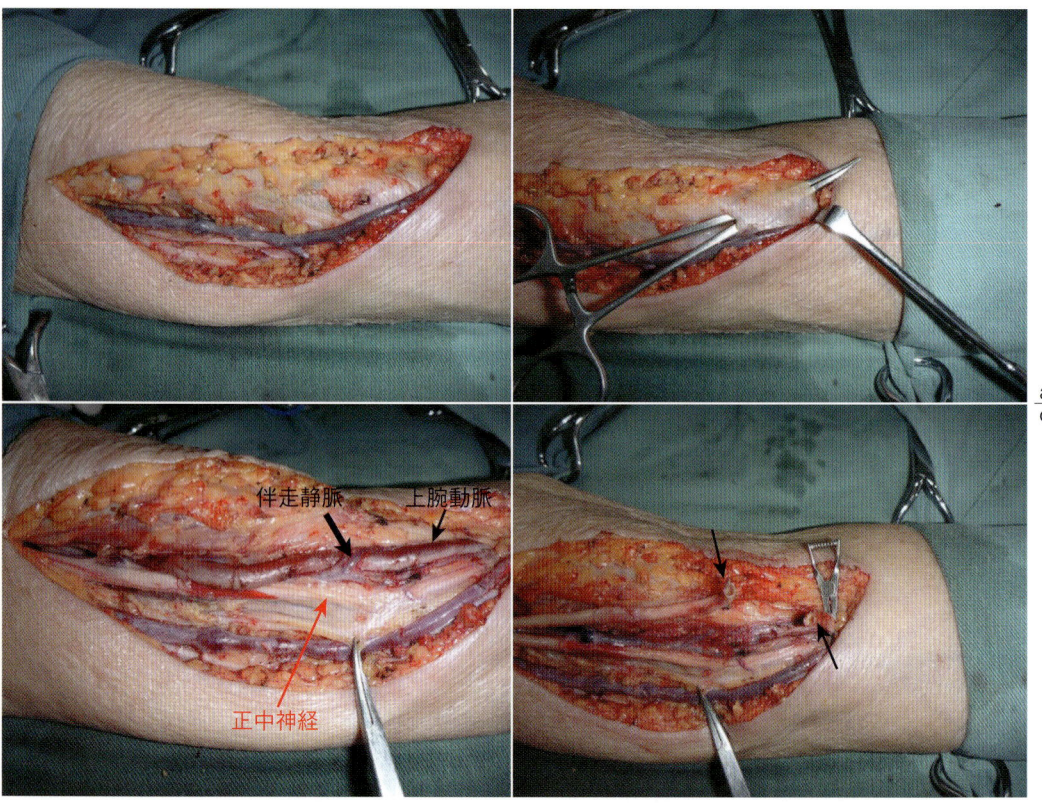

a	b
c	d

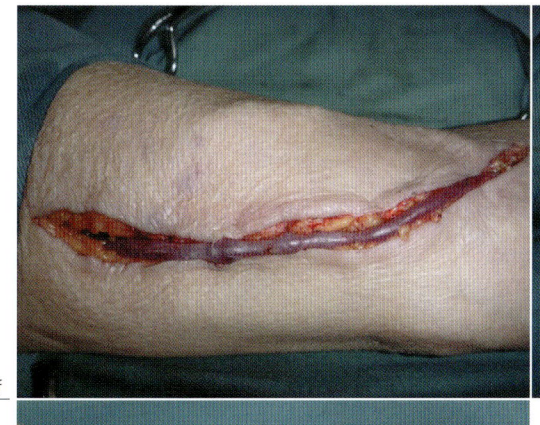

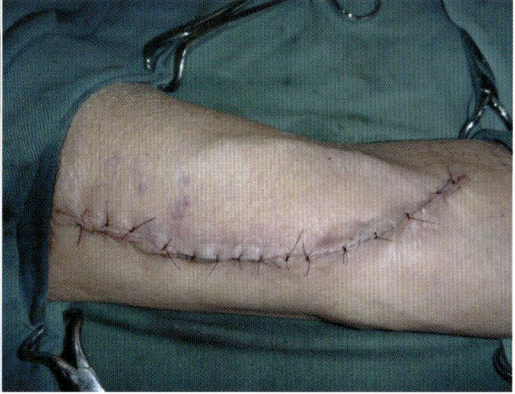

a：左 basilic vein を剝離し拡張を図る。
b：二頭筋腱膜，筋膜に局麻を追加し切断する。
c, d：指で拍動を確認しながら局麻を追加し，上腕動脈に沿って筋膜を開いていくと上腕動脈，伴走静脈，正中神経が現われる。伴走静脈を剝離した上腕動脈を加圧し拡張を図る。2本の伴走静脈間の交通枝は切断せず，剝離切断した上腕動脈を抜く。切断した上腕動脈は皮下トンネルを通し，端々吻合で再建した。動脈血遮断中の末梢循環に注意する（しびれ，疼痛，冷感など）。
e, f：筋膜，二頭筋腱膜および皮下組織を縫合しベッドを作製した。皮切直下に来る basilic vein を圧迫しないよう皮膚を被せ閉じる。
g：術後2年3カ月。約2.5年間ボタンホール穿刺を継続中

3）右上腕動脈と上腕 basilic vein の表在化（皮下トンネル法）

図43　62歳女性，囊胞腎，HD歴28年

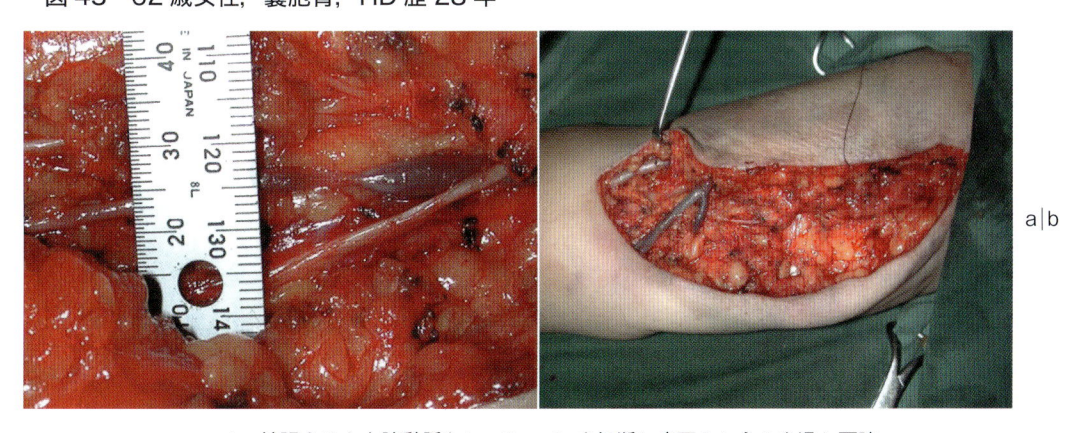

a, b：拡張させた上腕動脈と basilic vein を切断し皮下トンネルを通し再建

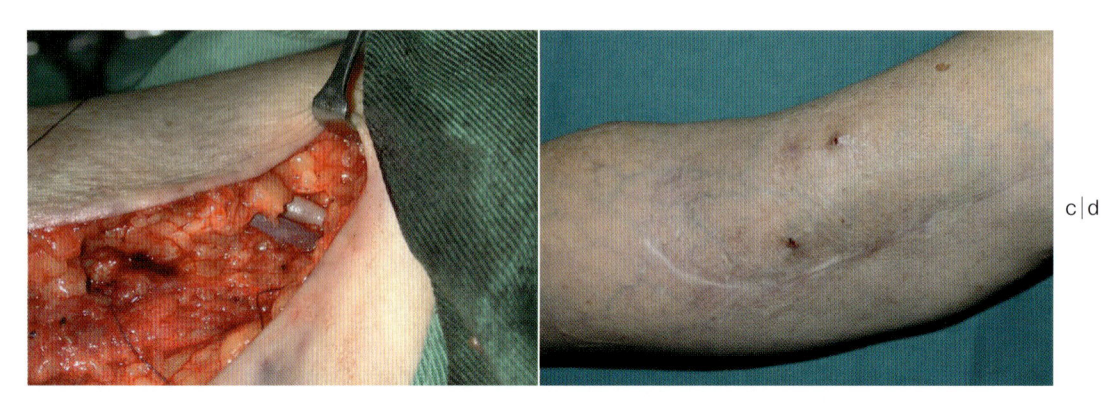

c：皮下トンネル入口の上腕動脈と basilic vein
d：6年間使用中の上腕動脈と basilic vein（ボタンホール穿刺）。視認性は悪いが触診で血管の位置と太さが判断できる。

＊皮下トンネルの作製法

　従来の表在化は皮膚を剥離し皮下に動脈，静脈をおく方法であったが，皮膚の壊死，瘢痕化などをきたすことがあり，筆者は皮下トンネルを通す方法に変えた。動脈を切断，再建することに不安を抱く向きもあるが，この10年以上トラブルはない。静脈はときに血液凝固をきたし閉塞するため，皮下におくことを第一選択とし，十分な血流のあるときのみ静脈を切断し，皮下トンネルを通し再建している。捻れやテンションのかからないことも必須条件である。

　静脈は中枢側をクランプし，ヘパリン生食を注入し緊張させ，これをケリーで引き抜くように皮下トンネルを潜らせると捻じれない。捻じれは静脈にとって致命的である。

　筋膜外に出した血管は筋膜切開部の閉鎖縫合で圧迫されることがあるので，トンネルの中枢側入口は，皮下ではなく切開した筋膜内側から皮下に向け鈍的に作製する。筋膜や皮膚を閉鎖したときのトンネルと血管との位置関係が適切であることを確認しておく。剥離した動脈の長さで上腕前面のトンネルの位置が決まる。限界は cephalic vein にかからない程度の外側とする。石灰化の軽度な動脈は加圧により拡張可能で，拡張すると伸びて長くなる。トンネラー（図44）を用いる場合は，適当な大きさのケリー，ヘス，ペアンなどの無鉤鉗子（弱湾）などであらかじめガイドしておくとよい（ここで皮下の深さなどが決まる）。次いでトンネラーを持ち，残る手で深さを感じながら上腕前面でトンネラーを進める。剥離，露出した自己動脈は中枢寄りをクランプする。トンネラーを通す前に1-0絹糸などで先端を縛り，トンネラー内を通し引き出す（そのままでは血管は縮みトンネル内に隠れる）。十分長い動脈であれば，トンネラー内に送り込み，トンネラーを末梢側に抜くと動脈が現われる。クランプを開放すると動脈は自ら無理のない姿勢を得る。静脈にはトンネラーを用いてはならない。

　筆者は，トンネラーを用いず，切断した動脈の先端をケリーで軽くつまみ引きずり出している。先端部が破壊されたとき，必要であれば切り捨てる。十分な長さを剥離し確保す

る理由の一つである。深さは脂肪層を少々残す程度とする。脂肪細胞は血管に富み皮膚を保護する。グラフトを通す皮下トンネルは，浅くすると皮膚の壊死やグラフトの露出をきたすことがある。ケリーでのトンネル作製は，血管の径に見合う広さのトンネルでなければならない。狭すぎると通過が困難となる。術者が右利きであれば，**図45**の場合ケリーを右手で操作し，トンネルを通し，切断した上腕動脈を引き出すことができるが，右上腕では右手でトンネルを作製した後，血管テープなどでガイドし，ケリーを末梢から入れ替えたほうがよい。ガイドなしでは同一のトンネルを逆から通すのは困難である。利き手でない手で行うことは避けたほうがよい。弱い湾曲のトンネラーでも，皮膚を引き寄せながらトンネラーの向きを変え湾曲の程度を調整可能である（皮膚は前後左右にかなりの可動性があることを利用する）。湾曲の大小，太さ，金属管の中を通すもの，引き抜き型のものなどがあり，グラフトごとに適切なトンネラーを選択する。

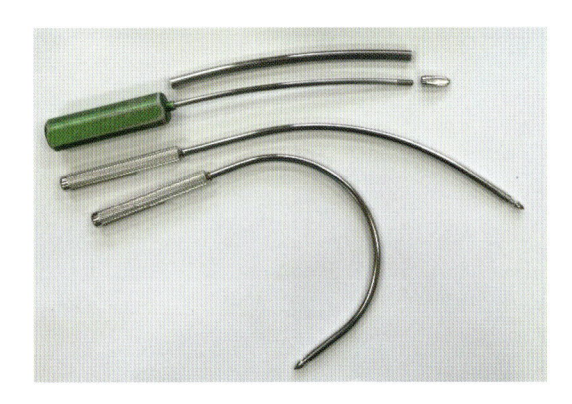

図44　三種類のトンネラー

4）トンネラーを用いた左上腕動脈の表在化
図45　71歳女性，CGN

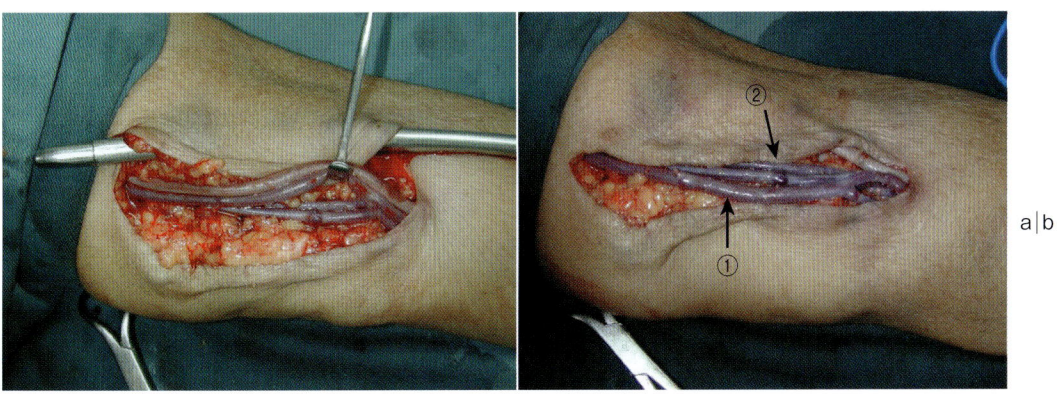

a：トンネラーを用い皮下トンネルを作製　b：Basilic vein①と2本の伴走静脈②および上腕動脈

5) ケリーを用いた左上腕動脈の表在化
図46 41歳女性，CGN

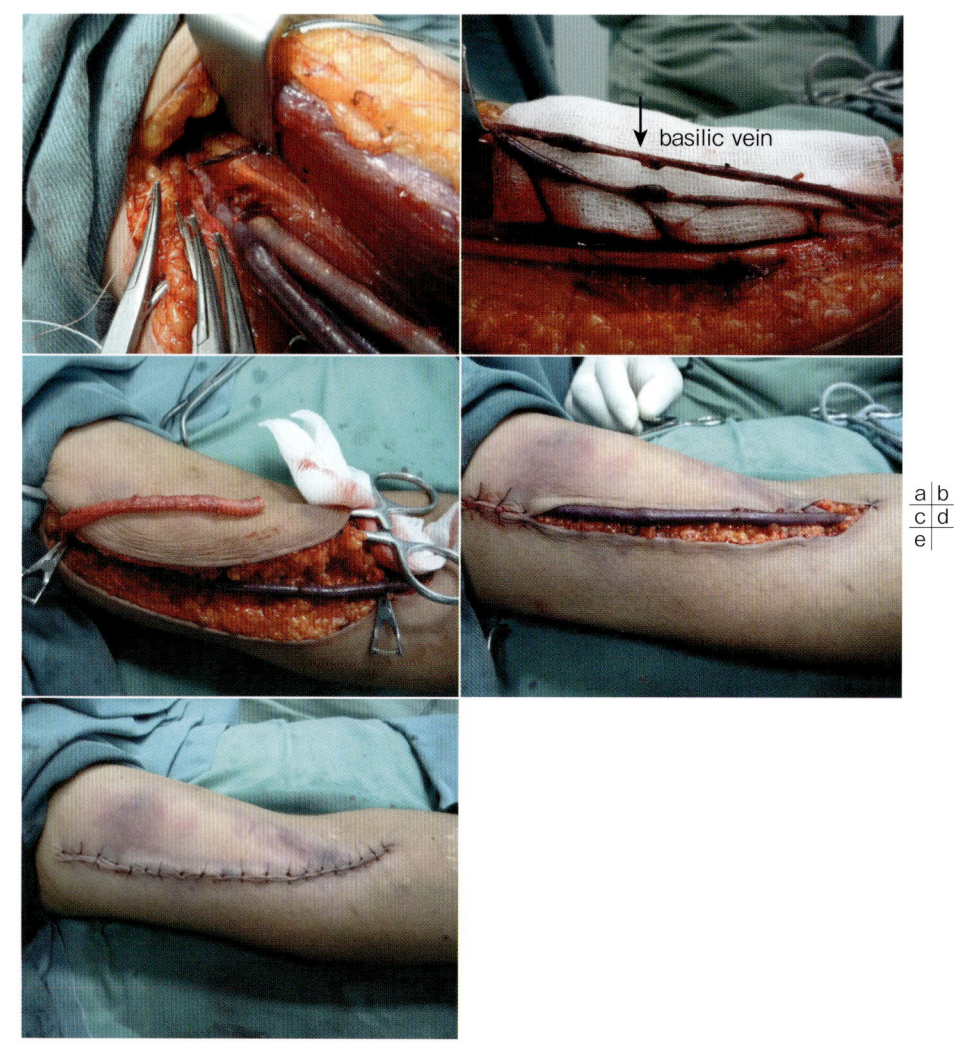

a, b：筋膜を開き上腕動脈を剝離した。basilic vein は拡張途中。上腕動脈から分離した伴走静脈を皮下におくことも可能であるが，十分に拡張できないことが多く筋肉からの静脈の処理も必要で，壁は薄くピンセットでつまんだだけで破れる。

c：上腕動脈を正中で切断し，ケリーを用い作製した皮下トンネルを通し，この動脈を引き出す。次いで，端々吻合し動脈を再建した。

d：皮切に沿って両側に皮下組織から皮膚を10 mm 程剝離する。basilic vein を吊るし上げ，下方で皮下組織を縫合しベッドを作製する。

e：皮膚の縫合。

図47 SLE 25歳女性

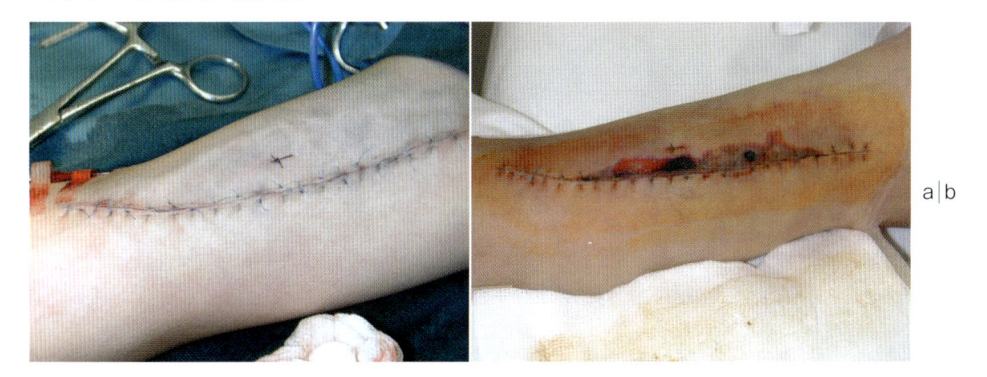

a：皮膚縫合直後。b：5日後の壊死

皮膚の剥離は最小限の範囲にとどめる。剥がしすぎると皮膚の壊死をきたすことがある。包み込むように皮膚を乗せ，締め付けず basilic vein が視認できるように皮膚を縫合する。シーネ固定に際しては，決して圧迫してはならない。固定後は静脈の血流を保つため，手の開閉運動を積極的に行う。

本症例は良好に見えるが，5日後壊死をきたしたことを示す。

6）血流の少ない basilic vein の表在化 1
図48 76歳女性，RA

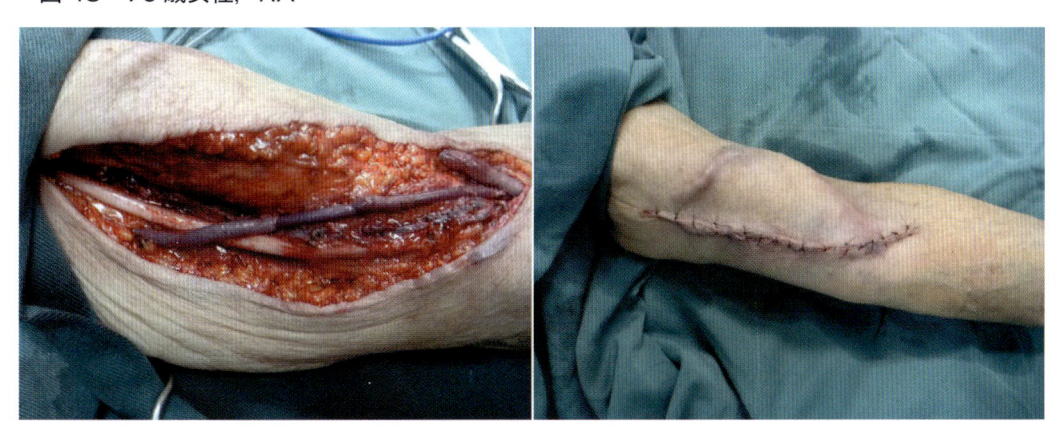

Basilic vein の血流が乏しいため，太くて血流の多い伴走静脈を basilic vein へ端々吻合し皮切直下へおき，他方の伴走静脈と basilic vein 遠位端は結紮した。

7）血流の少ない basilic vein の表在化 2
図 49　76 歳女性，DM

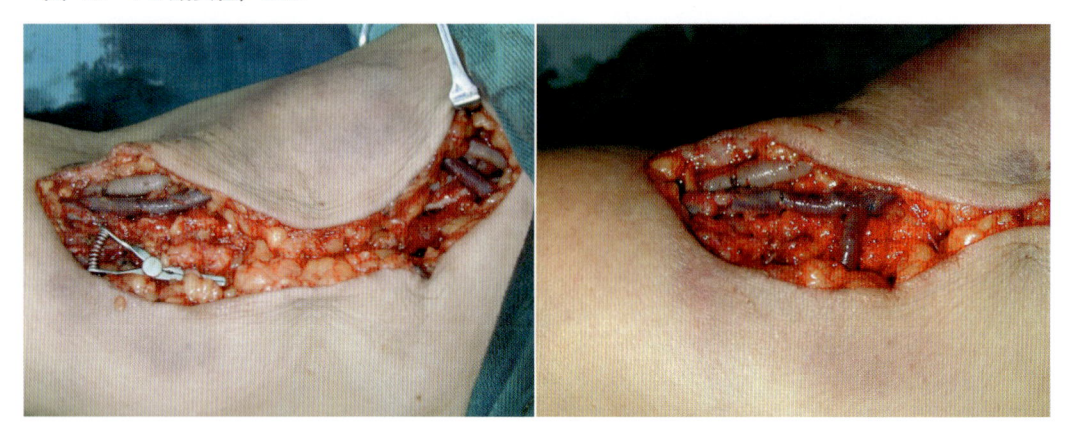

透析歴 21 年の本例では basilic vein も皮下トンネルを通し表在化した。basilic vein は尺側 2 本の分枝静脈から血流があるものの，正中部で索状に硬化しており，全体の血流は少ない。伴走静脈を 5 cm 採取し，グラフトとした。これを切断した basilic vein に端々吻合し，延長後，皮下トンネルを通し，先に切断した伴走静脈の正中末梢側と端々吻合した（伴走静脈中枢端は結紮）。この表在化し再建された静脈に basilic vein の残る末梢側断端を吻合した。この表在化された静脈は血流が乏しいため，このように複雑な処理を行ったが，3 カ所の吻合部を有することは不利になる。返血用の静脈が極端に乏しいための苦肉の策である。元々前腕の AVF が閉塞するなどトラブルを生じた結果，上腕でのアクセス作製に至ったもので，静脈血流は乏しい。本例は 1 年以内にこの静脈は閉塞した。血流の少ない basilic vein を切断し皮下トンネルを通す方法は避けたほうがよい。閉塞することが多く，現在では皮切直下におく方法を実施し良好な経過が得られている。

8）高度に石灰化した上腕動脈の表在化
図 50　48 歳女性，RA，DM，ASO，MI，両下肢切断

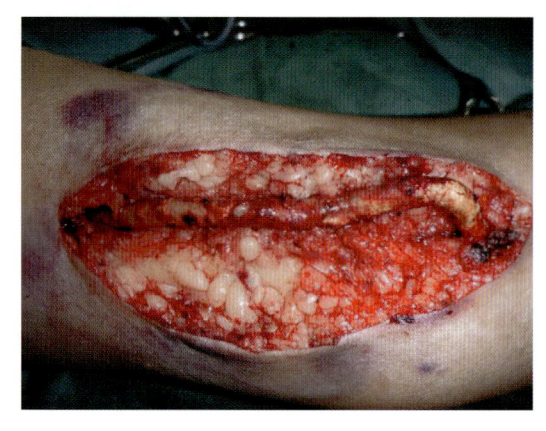

動脈の石灰化が強く，皮下トンネルを通す表在化は不可能であった。皮下脂肪を残し，皮切創の直下におくにとどめた。血管鉗子での血流の遮断も不可能で，側枝も切れやすく，3 カ所の止血にアロンアルファ®を用いた。

3．右大腿動静脈の表在化

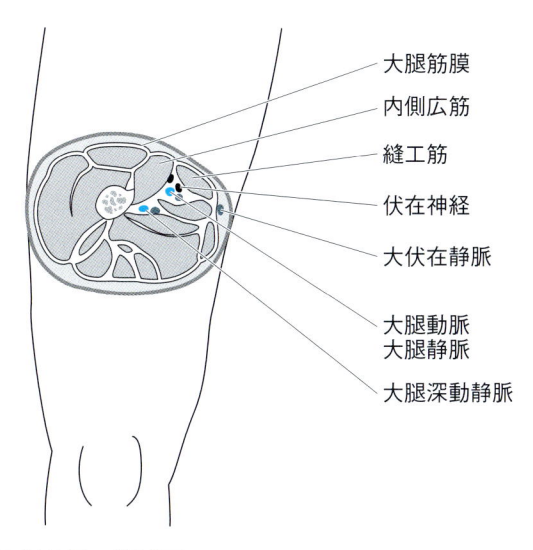

図51　大腿中間部の横断面（Atlas of Human Anatomy, Netterより引用，改変）

　筆者は局所麻酔下に大腿動静脈の表在化を行っている。1％リドカインを合計100 mLほど必要とするが，分割して用いる。リドカインは分解が速いため，さらに追加することも可能である。皮下脂肪組織へのリドカインはほとんど不要である。皮膚，筋膜，腱，筋肉に少量ずつ用いる。血中および体組織で平衡すると半減期は約2時間。心毒性，中毒症状などに注意する。

　皮切は，まず鼠径部の大腿動脈の拍動を触診することから始める。内転筋腱裂孔付近で拍動を触れることもある。大腿中間の内側広筋と縫工筋の窪みで皮膚を開き，大腿筋膜を内側広筋寄りで開くと縫工筋が現われる。その後方の大腿動脈を触診で確認し，大腿動脈に沿って直線的に皮切を拡げていく。皮膚を剥離し表在化する場合は下方に向け凸に皮切をおくが，十分な長さを確保できないこともあり，筆者は直線状の皮切を原則としている（約20 cm）。表在化された大腿動脈は皮切直下にあっても穿刺は容易である。右利きの術者では，患者の右に位置し右大腿に作製すると楽である。大伏在静脈が冠動脈バイパス用に採取された患者でも，大腿動静脈は恐らく健在である（事前に確認すること）。

図52 皮切線

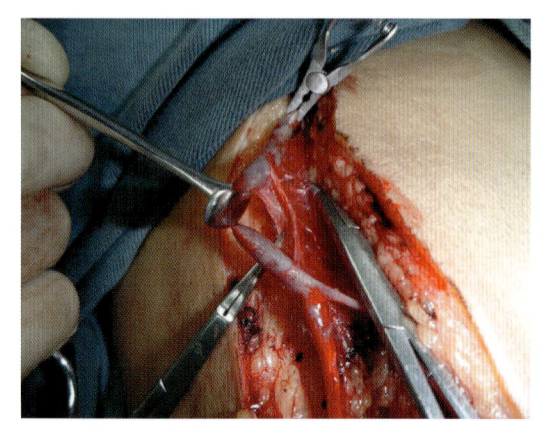

a：硬い結合織を剝離し，大腿筋膜と皮膚の間の層に位置する大伏在静脈の拡張性をみる。鼠径部寄りでの拡張性は良好に見えるが（筋鉤前後），血流は遅く圧も低い。経験上，大伏在静脈は閉塞しやすく表在化やAVF，AVGには不適である（c参照）。

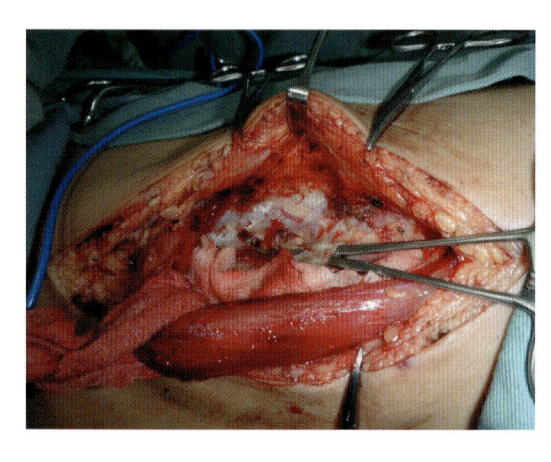

b：大腿筋膜を開き，縫工筋を寄せ，後壁の広筋内転筋板（筋膜）を切開し，内転筋腱裂孔を開放する（動脈の拍動が触れる）。この裂孔を通る伏在神経も傷つけてはならない。

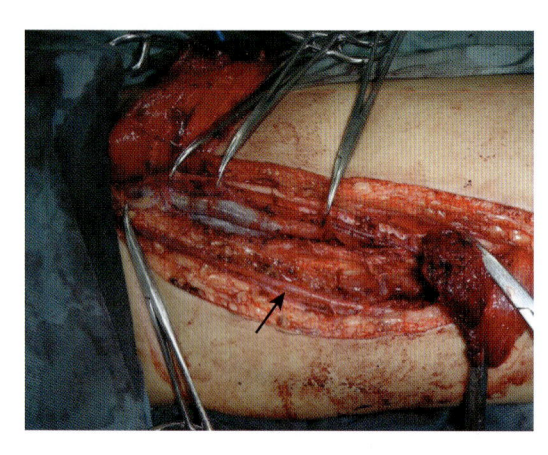

c：縫工筋は遠位で切断するが，同部にリドカインを少量に分けて注入し，電気メスで止血しながら切断する。出血は丹念に止める。縫工筋の切断は下肢の運動機能に障害をきたすことはない。（aの大伏在静脈はこの程度の太さである，矢印）次いで大腿動静脈を露出する。

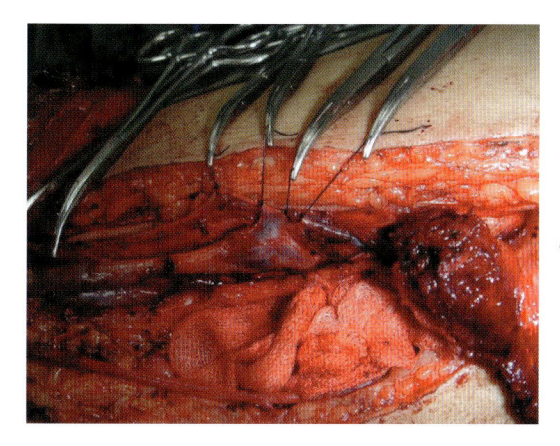

d：大腿静脈の側枝を結紮し離断する。静脈周囲の結合織の剥離は慎重に行う必要がある。不用意にモスキートを差し込むと簡単に突き破ることがある。分枝を切り離したら中枢側をクランプし，用手的に内圧を加え大腿静脈の拡張を図る。このとき，静脈周囲の結合織を必要に応じてさらに除去する。

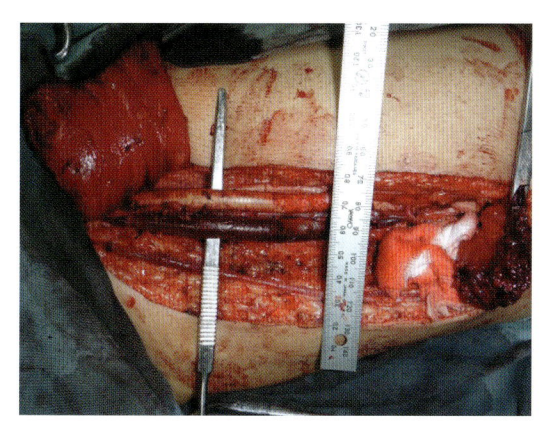

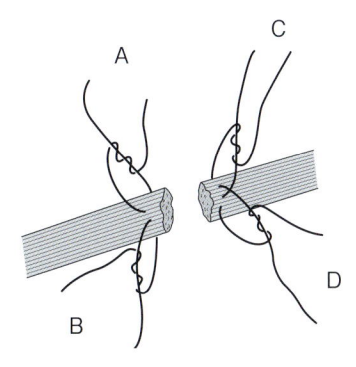

e：大腿動静脈を十分に剥離した後，下層の筋膜を閉じる。次に2本の血管を吊るし上げ，縫工筋を引き寄せ血管の下層で縫合する（シェーマA，B，C，Dをそれぞれ結紮し，AとC，BとDを縛る）。これらの血管は十分な長さを剥離，確保しないと皮下にまで届かないことがある。無理に皮下まで引き寄せると後に沈み込む可能性が高く，穿刺困難となる。

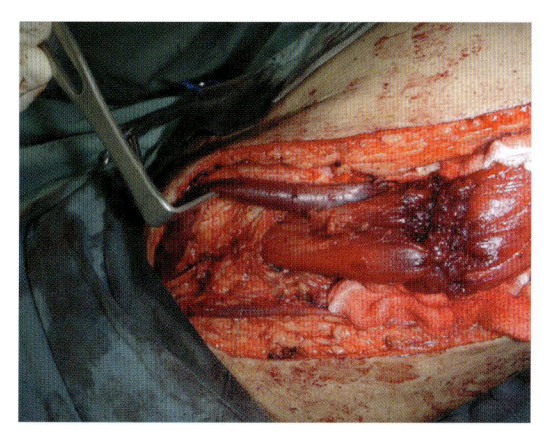

f：縫工筋前面の大腿筋膜を閉鎖する。このとき大腿動静脈が筋膜を通過する部分は適度な開口が必要で，決して締め付けてはならない。

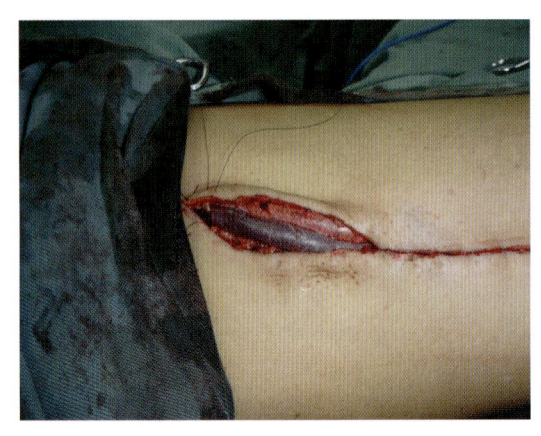

g：皮膚から剥離した皮下組織を大腿動静脈の下方で縫合しベッドとする。この2本の血管は並行におき，皮膚で包むように皮膚を閉じる。皮膚と皮下組織の剥離の範囲が広いと皮膚壊死をきたすことがあり留意しておかなければならない。皮膚を縫合した瘢痕直下の大腿動静脈の穿刺は容易である。

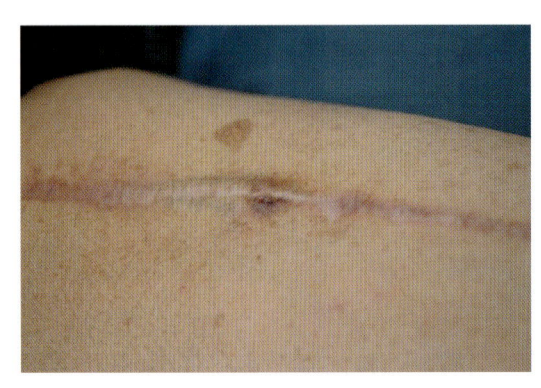

h：大腿静脈の穿刺時に，駆血帯を用いても，皮膚が厚いため静脈の位置はわかりにくいことがある。駆血帯をかけなくても触診で静脈を触れるような皮膚縫合を心がけることである。穿刺に際しては動脈の拍動を触れ，その中心部から外側に離れた位置を刺せば，そこに静脈がある。次回からは穿刺痕を基準にすればよい。作製時の写真などが穿刺に際し役立つ。

4．外頸静脈の表在化

図53　63歳男性，脊椎損傷，感染腎

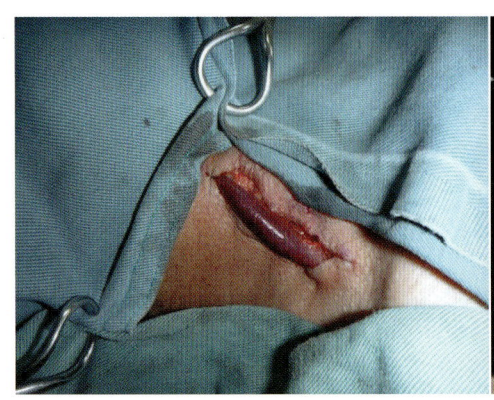

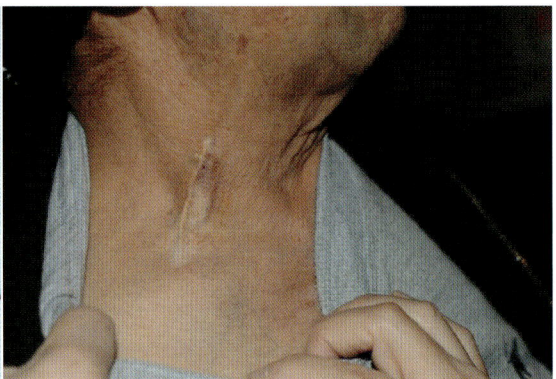

a：2009.06.11 作製。b：2012.2.2 現在使用中

図53の症例は筆者の第1号の患者で，外シャント時代からVAには悩まされてきた（透析歴41年）。表在化大腿動脈は健在であるが，四肢の静脈は大腿静脈を含めすべて荒廃しており，返血部の確保に難渋してきた。

　外頸静脈は体表から視認できるが，広頸筋 platysma の後方にあり，意外に深い位置にあることや，前後とも疎な結合織，脂肪組織に包まれ固定が緩やかなため，穿刺は難しい。この血管の穿刺を容易にするためには表在化が必要である。外頸静脈を剝離し，皮下組織と platysma でベッドを作り，そこへ外頸静脈をおき，剝離した皮膚を被せればよい（血管を皮膚に癒着させる）。皮膚の剝離に際しては，皮膚への血流を保つことを意識する必要がある。皮膚を薄くしすぎると壊死をきたしやすい。電気メスによる剝離は避けなければならない。電気メスの使用は部分的な止血に限る。

5．大伏在静脈の表在化

　内果側の大伏在静脈は返血に有用なことが多い。浮腫の強い例でも駆血し指で浮腫を強く圧排するとはっきり見える例は少なくない（図54）。駆血帯とともにさらに指で血管を押さえ，駆血帯に向かって末梢から血液を痛がる程度まで強く押し込むと拡張できることがある。表在化することでスタッフの穿刺は容易になる（図55）。大腿部での大伏在静脈を用いた AVF，AVG は技術的には可能であるが，少なからぬ閉塞例を診てきた。返血専用にすることで開存が期待できる。

1）浮腫の圧排

図54　73歳女性，CGN

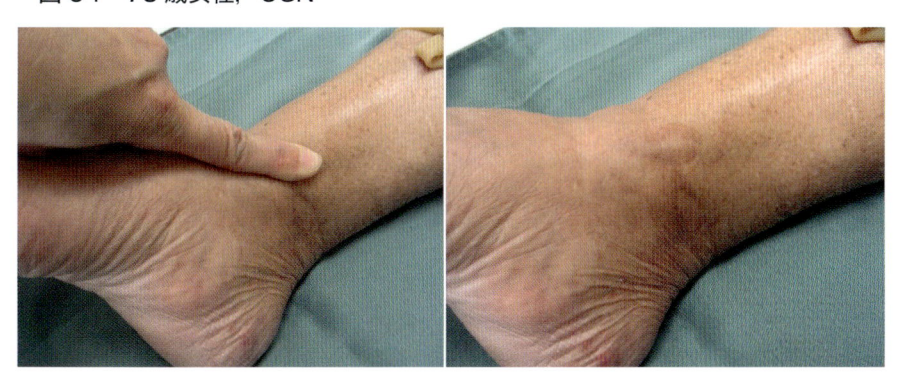

58　Ⅳ　表在化

2）右大伏在静脈の表在化
図 55　93 歳女性

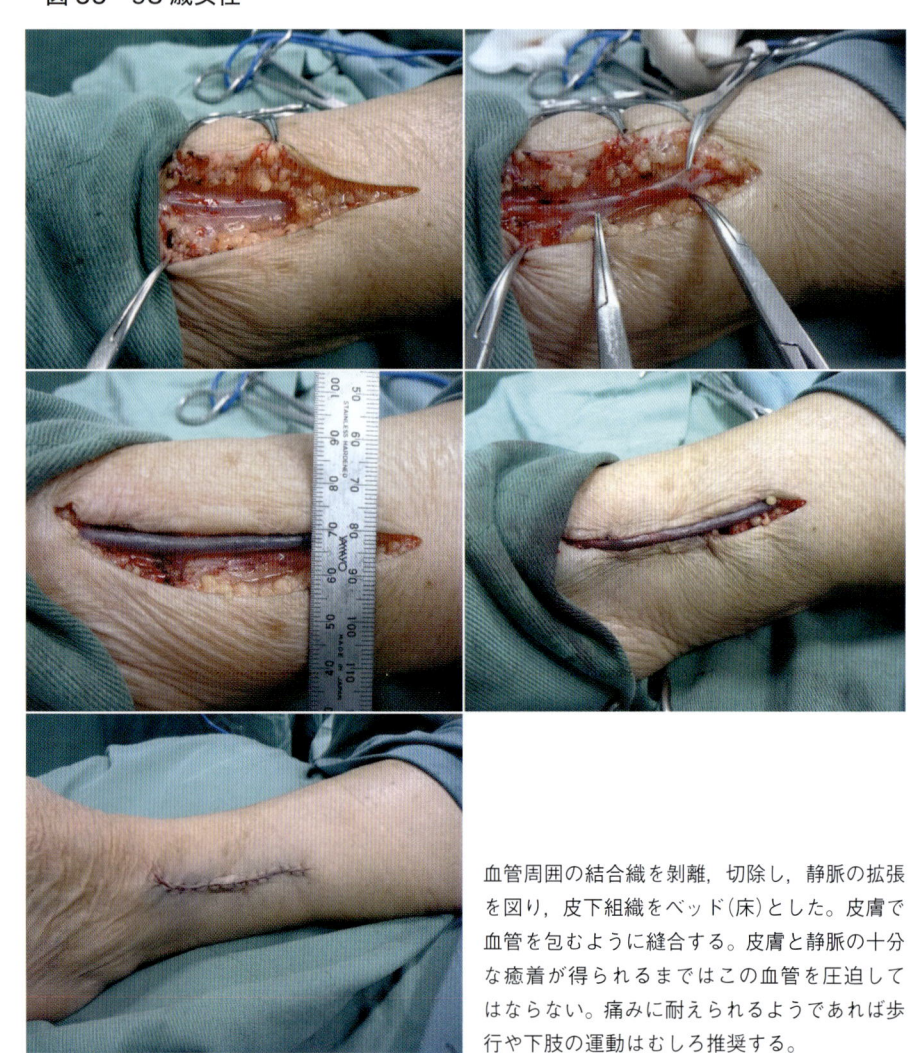

血管周囲の結合織を剥離，切除し，静脈の拡張を図り，皮下組織をベッド（床）とした。皮膚で血管を包むように縫合する。皮膚と静脈の十分な癒着が得られるまではこの血管を圧迫してはならない。痛みに耐えられるようであれば歩行や下肢の運動はむしろ推奨する。

V　Vascular Access 穿刺にかかわる注意点

1．血管瘤

　シャント血管に生ずる血管瘤は下記の 1），2），3）のごとく発生するものと考えられる。穿刺時および透析中，抜針後に血腫を形成させないようにしなければならない。小さな血腫であっても，そこからシャント血管の仮性瘤をきたしうる。特に人工血管では穿刺の度に人工血管壁が削り取られ，穿刺孔は拡大する。このため，通常の鋭い針での穿刺は毎回異なる部位を穿刺し，穿刺部人工血管壁と皮下組織および皮膚との癒着を強固にする必要があるとされてきた。しかし穿刺範囲は限られており，いずれミシン目状となり（図 56a），いったん血腫を形成すると内腔と交通し瘤にまで進行する（図 56b）。人工血管の穿刺こそダルニードルによるボタンホール穿刺（図 56c）が望ましい。人工血管のボタンホール穿刺も止血は完璧でなければならない。金属製ダルニードルを一定期間使用すれば，線維性に癒着，硬化，瘢痕化が促進され，ボタンホール穿刺の優位性は増すと思われる。

図 56

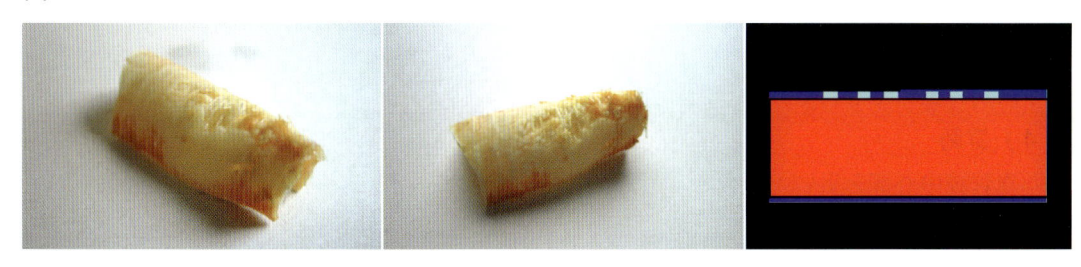

a．ミシン目の入った血管壁

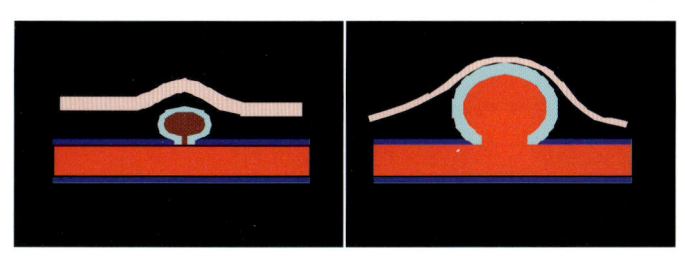

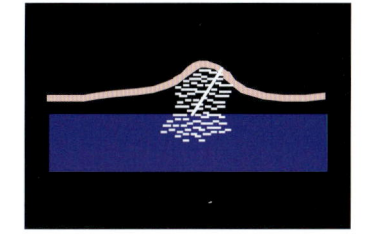

b．瘤の形成　　　　　　　　　　　　　　c．ボタンホール穿刺

1）穿刺→血管壁の破壊→抜針→壁内外での血液凝固→脆弱な線維組織による修復→高い圧による血管瘤の形成，増大→皮膚の菲薄化，破裂
2）穿刺→血管壁の破壊→血腫→融解→血管内腔と交通→血管瘤の形成→皮膚との癒着および伸展→血管瘤の増大→血栓→融解，器質化の繰り返し
3）高圧による静脈の拡張

2．一般的な注意点

一般的な注意事項を以下に列挙する。

1）穿刺前のシャント肢の観察

発赤，腫脹，疼痛，感染，血流（シャント音および拍動など），異常を認めたら，記録し，責任者に報告する。報告を受けた者は抗生物質の全身投与，局所の処置，切開，入院などの対策をとらなければならない。異常所見を認めた場合，この部を穿刺してはならない。特に人工血管の感染は，対応が遅れると重大な結果を招くことになる（抜去の時期を失しないこと）。

2）穿刺部位の選択

血液が十分採取でき，穿刺しやすいこと。患者の体動に耐えること（前腕部など屈曲しない部位が望ましい）。伸側は皮膚が硬い。怒張，緊満した血管は上流に狭窄をきたしている可能性があり，再循環に注意する。狭窄部，静脈弁を避ける。

3）消毒法

消毒とは，薬液を用い，皮膚に付着した細菌を十分に拭き取ることと理解すべきである。薬液による殺菌は短時間では不完全でしかない。患者ごとにかぶれない薬液を選択する。人工血管の場合，特に慎重でなければならない。人工血管の場合，筆者らは70％アルコール綿での皮脂の除去，酸性水の散布を行い，さらに100倍イソジン®を塗布の後10分間放置，次いで再度アルコール綿で拭き取っている。最も有効な薬剤というものは存在しないが，別の意味でそれぞれの効能は知っておきたい。

4）穿刺

血管腔中心部を狙い，速やかに針を進める。腔内に入った瞬間に針の前進を止める。二重針を用いるとき，ここで外套のみを押し進める。注射器付きの針ではピストンを1/2ほど上げておくと血液の逆流がわかりやすい。駆血は直ちに解除すること（圧が強いと血液が漏れやすい）。針先の開口部が血管の内外にまたがったとき血腫を形成する。血液透析用の針先の開口部は3mm近くもあること（図57）を知っておく。側孔付きの針と側孔のない針があり，意識して使い分ける必要がある。穿刺に先立ち血管の可動性を確認しておく。高齢者は血管が左右に動きやすいので，皮膚と血管を穿刺方向とは逆に引き寄せ，たるみを取る。

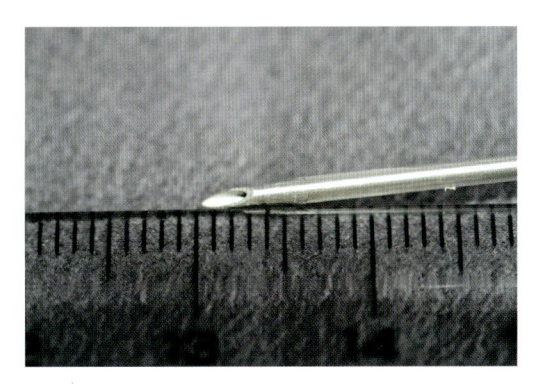

図 57　血液透析用針先の開口部

5) 止血操作

決して血腫を作らないこと。用手的止血を原則とする。圧迫しながら血管が移動していないか，周囲が膨隆してこないか常に注意する。血流，拍動を感じながら圧迫する。血流を途絶させてはならない。通常は15分以上圧迫止血する必要はない。ボタンホール穿刺では止血時間は短縮する。止血バンドを用いるときは，止血が確認できたらこれを緩める。血管の可動性の大きな患者には止血バンドの使用は避け，用手的に行うべきである。通常より止血時間が延長している場合は，ヘパリンの使用量や感染の徴候の有無などを確認しなければならない。皮膚の穿刺部と血管の刺入部は少なくとも数mmずれていることを認識すること。皮膚から血管までの距離が5mm離れているとき，20°の角度で穿刺すると，血管の穿刺孔は13mm以上離れている(図58)。正確に血管の穿刺孔直上と皮膚穿刺部を軽く圧迫する。強く押さえる必要はない。必要に応じて血流の上流，皮膚穿刺部，下流も血管に沿って圧迫する。

表在化された動脈で止血に長時間を要するようであれば，穿刺部を血管壁の良好な部位に変えなければならない。長時間の強い圧での止血操作は動脈血栓の原因になることがある。

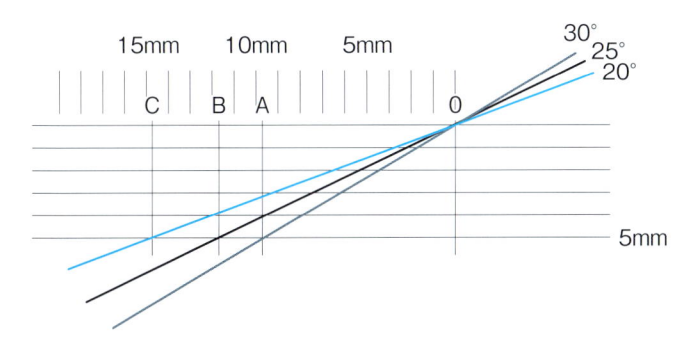

図 58　皮膚穿刺部と血管刺入部のズレ

6）緊張したシャント血管

このようなシャント血管は，その中枢寄りに狭窄のあることが考えられ，圧は高いことが多く，クランプ可能な穿刺針が望ましい（血液回路との接続時に血液を漏らさないで済む）。再循環の評価が必要である。修復が必要なこともある。

7）細い自己血管

細い血管を穿刺するには針を寝かせる必要があるが，血管壁を傷つける範囲は拡がる。

8）拡張の悪い血管

目的とする血管の中枢側で穿刺部に近づけ駆血し，さらに末梢寄りを指で圧迫し，血管の怒張を図る。患者自身にも駆血肢の筋肉を緊張させるよう指示する。穿刺の難しい細い血管の場合は 18 G 程度の細く，側孔のない針が好ましい（側孔を介して血管外に血液の漏れることを避けるためである）。

9）作製直後のシャント血管

作製直後のシャント血管を穿刺すると，血管壁が薄いため穿刺時および透析中に血管周囲や皮膚からの出血をきたしやすい。このため，作製直後のシャント血管の穿刺は通常避けることが望ましいが，ほかに手段のないとき，早期からこの拡張していないシャント血管を使用せざるをえないことがある。標準的な橈骨動脈とその近傍にある皮静脈のAVFでは，吻合部から離れた正中静脈を穿刺し，採血は可能なことが多い。穿刺直後の針の刺入部を軽く圧迫し，血液の漏れを防ぐ工夫も必要である。限定された期間なので血液ポンプは低血流量であってもよい。返血は反対側上肢，下肢などが好ましい。穿刺は速やかに，駆血は直ちに解除すること。十分な監視が必要である。

10）シャント血管のない場合

毎回，動脈の表在部を穿刺し（橈骨動脈，上腕動脈の拍動を触れる箇所），適当な静脈へ返血する。事前に十分な局所麻酔を行う。麻酔薬による膨隆は 1～2 分マッサージし散らす。穿刺に失敗し血腫を形成したときは，抜針，止血の後，十分時間をおき，血腫を用手的に排除し，必要に応じ局所麻酔を繰り返した後，慣れた者が再穿刺を行う。止血は完璧に行う必要がある。血腫を残すと次回の穿刺に難渋する。鼠径部や頸部または鎖骨下静脈へのカテーテル留置は極力避けたい。例外的に静脈から採血し適当な静脈へ返血できることもあるが，駆血帯を用いても得られる血流は少ない。

11）人工血管の穿刺

人工血管の穿刺孔は塞がらないことを理解しておく必要がある。毎回異なる場所を穿刺し，穿刺部皮膚が修復されても，その下の人工血管はミシン目のように切られたままになっており，人工血管壁はフィブリン，血小板，内膜，小凝血塊や周囲の組織などで支えられ，止血されている。このような状態で血腫を残すと，血腫の融解後，瘤の形成につながる（図 56）。人工血管はループ状に作製したとき，十分な弧を持たせないと屈曲変形しやすい。

①ポリウレタン：作製直後でも使用可能であるが，可能な限り術後の浮腫のとれた後使用したい（少なくとも 2 週程度経過してから）。組織との癒着は弱い。補強のためナイロン

線が巻かれているが，これは，頻回の穿刺で切られると内側から皮膚を突き刺し，皮膚の菲薄化，壊死，人工血管の露出，感染につながる．AVG 作製にはトンネラーは必須で，捻じれの調整が容易になる．

②E-PTFE（expanded polytetrafluoroethylene）：作製直後の使用は避ける（少なくとも 4 週後から使用）．抜針後の止血には十分な時間をかけること．人工血管では感染の発生はシャントの喪失に直結する．感染の徴候を見逃さないこと．人工血管と皮膚との間の軟化，滲出液などの貯留に注意する．切開しドレナージ，洗浄，抗生物質の局所および全身投与で感染の改善した例はあるが，例外的である．特に吻合部にまで及ぶ感染は吻合部の離開，破裂の危険があり，入院下の厳重な管理が必要である．いつでも抜去できる態勢を用意しておくべきである．

12）穿刺針の選択

AVF ニードル，二重針，クランプ針，ダルニードル（ボタンホール穿刺専用）など，それぞれの特性を勘案して選択する．

13）回路と穿刺針との接続

血液を漏らさないこと．シャント肢が動いても耐えられるよう，ルアーロックは緩まないように接続をしっかりと行う．ときに接続部が緩むことがある．緩いままテープなどで固定し透析を継続せざるをえないときは，他のスタッフにもその旨伝えたうえで頻回にチェックしなければならない．

14）穿刺針と血液回路の固定

かぶれに注意し，適切な材質のテープを選択する．ガーゼなどを用い，かぶれた皮膚と回路との接触部位の保護や離れた部位へ固定するなど，工夫が必要なこともある．安易にならぬよう日常的な配慮が必要である．

3．止血操作のため皮膚壊死を生じた例

留置針による穿刺孔の開大（表在化された動脈）のため止血が困難となり，血腫を形成し，長時間（3 日？）強く圧迫したため，皮膚壊死を生じた例を図 59，60 に示す．感染を疑われたが，膿は認められず，創部の所見や経過からも感染は否定された．人工血管の穿刺口が拡大し肉芽を形成すると，皮膚まで繋がり止血困難となる．

グラフト感染は図 61 のごとく一目瞭然．発赤，腫脹，疼痛，熱感を認め，図 59，60 の 2 例とは明らかに異なる．抗生物質の点滴静脈を開始したが，中一日で図 61 のように変化し，切開排膿後このグラフトを全抜去した．感染部の皮下組織とグラフトは液状に剥がれている．癒着が強固な部分から先は（境界線の存在）感染が及んでいない（限局している）こともある．そのような場合は切開排膿，洗浄後，ドレナージし抗生物質を続け，後日，新たな皮切を加えグラフトで迂回し再建できる可能性がある．ドレナージと再建を同時に行うことは避けたい．

通常，グラフト感染は穿刺部に始まるが，齲歯治療中に穿刺部から遠いループ先端の発

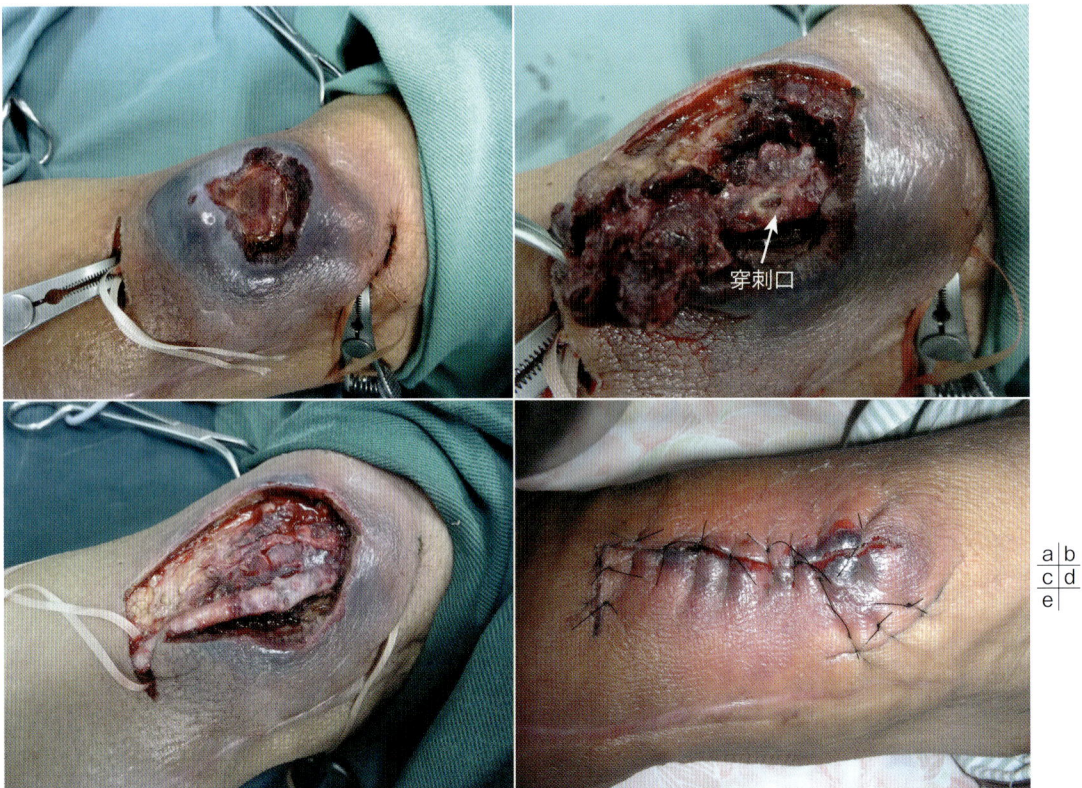

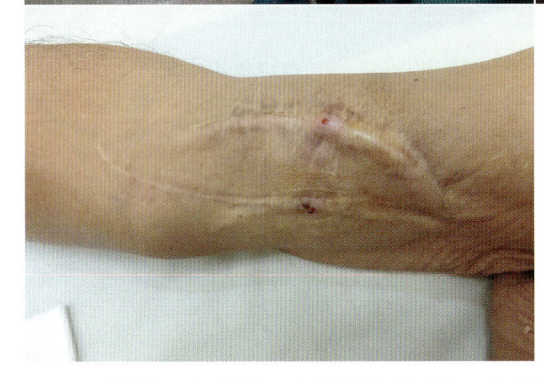

図 59 表在化動脈の過剰な止血操作例（動脈血栓の除去と壊死部の修復）（60歳男性，DM）

a：壊死部の末梢，中枢側で上腕動脈をクランプすることから始める。動脈内の血栓を除去すると血流は回復した。
b：7-0 ポリプロピレンで上腕動脈壁を通し引き寄せると，その強度は良好で動脈壁の大きな穿刺孔は閉鎖できた（穿刺部動脈壁も部分的に切除）。
c，d：壊死部および硬化した皮下組織を切除し，皮膚を形成し縫合。一連の操作は酸性水を適宜散布し，ガーゼで強く擦り壊死組織を除去しながら行った。ドレナージは行っていない。
e：その後皮膚は回復し，表在化上腕動脈および上腕尺側皮静脈は 2 年経過した 2012 年 3 月現在使用中である。

赤，腫脹をきたした感染例がある。播種性感染の可能性は否定できない。

　AVF の血栓も発赤，腫脹，疼痛，熱感の出現をみるが，血管に沿う硬結を認める点で異なる。吻合部の閉塞がないとき迂回路があればシャント音の消失はきたさない。血栓形成と同時に感染を認めることは稀と思われる。

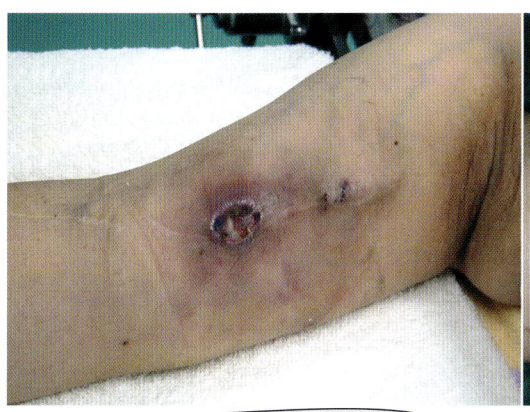

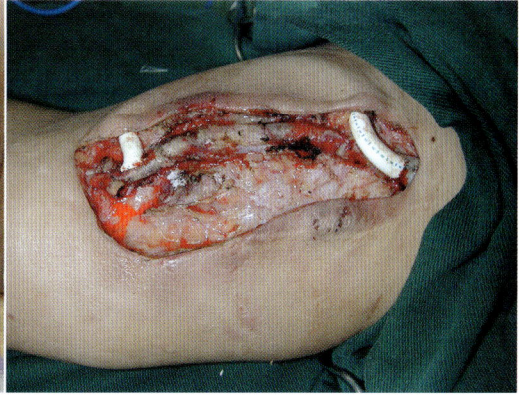

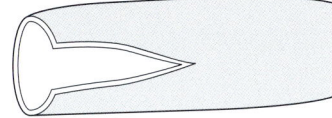

拡張した静脈の縫縮による形成

図60　表在化動脈の過剰な止血操作例（64歳女性，DM）

図59の症例と同様の皮膚壊死である。5年前に表在化された上腕動脈は開存しているが，穿刺部の形成を要した。以前のシャント化された basilic vein は血栓の器質化で閉塞。血栓を除去できた basilic vein の中枢側はかなり拡張していたため，楔状に切り欠き々形成し（シェーマ），5 mm 径の人工血管のサイズに合わせ端々吻合し，皮下トンネルを通し正中上部（関節にかかわらない中枢寄り）で上腕動脈と吻合した。感染はおそらくないものと判断したが，酸性水による洗浄と壊死部の切除を行い，グラフトは壊死部を大きく迂回させた。皮膚の欠損を補うため，皮下を剥離した後，皮膚を縫合した。血流を遮断中の手指は，しびれや冷感，疼痛など認めず，末梢側からの動脈血流が認められた。

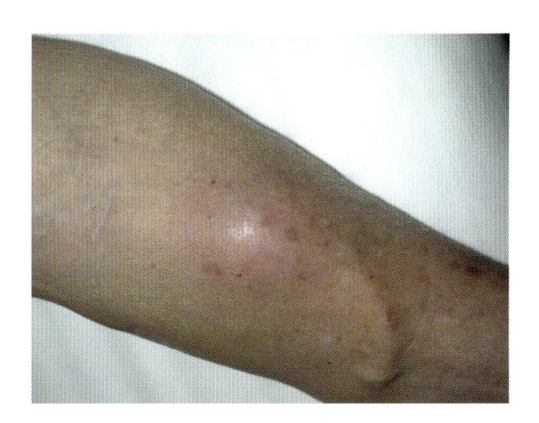

図61　感染をきたしたグラフト

VI ボタンホール穿刺法

1. 概要

　現在血液透析を受けている患者のほとんどは内シャントであり，このVAを温存するため，透析ごとに穿刺部を変えるべきとされてきた。しかしTwardowskiらは，同一部位を長期間反復穿刺したところ，疼痛が軽減され，穿刺も容易で，合併症も少なく，開存率の向上も期待されることを報告し，その後Krönungらは，穿刺部の形状がボタンホールに似ていることから，これをボタンホール穿刺と命名した。

　ところがボタンホール穿刺法は普及しなかった。その理由の一つは，ボタンホールが完成するまでの長期間，毎回，同一の熟練したスタッフが同じ穿刺孔をねらって刺し続けなければならないという点にあった。

　筆者と新里らはこれを解決するために，透析が終了し，抜針，止血，消毒の後，穿刺針の穿刺ルート跡に血管表面近くまでにしか到達しないBHスティック®（バイオホールスティック®：ニプロ社製）を皮膚に留置する方法を考案し，短期間でボタンホールを完成させた。ボタンホール穿刺にはダルニードルを用いる。

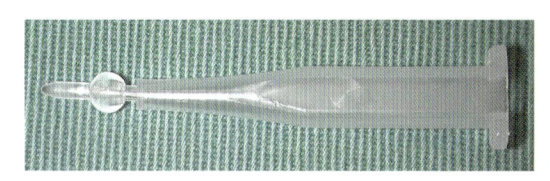

図62　BHスティック®

　"同一部位の反復穿刺"は鋭い針を用いると血管壁の破壊をきたすため，同一の穿刺孔を穿刺したつもりでも，意に反し切り進んでしまい，結果的に狭い範囲に複数の穿刺部を形成し，穿刺孔は拡がる。これは同一部位ではない。一方，切れの悪いダルニードルによるボタンホール穿刺では，穿刺孔は一点となる。

Ⅵ ボタンホール穿刺法　67

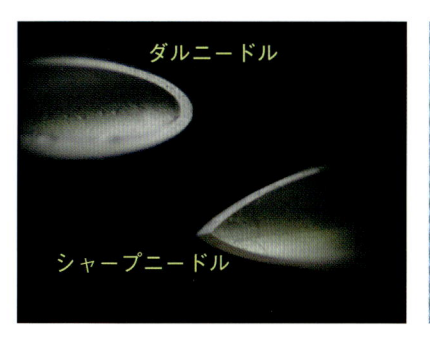

図63　針先の違い

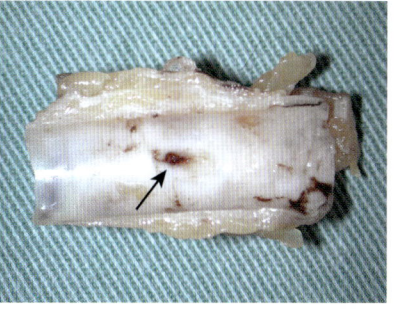

図64　ボタンホール穿刺の血管壁
穿刺孔は一点であり，血管内部の肥厚や狭窄は認められない（3年後）。

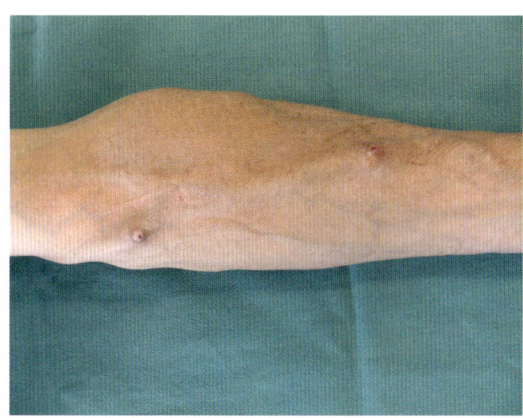

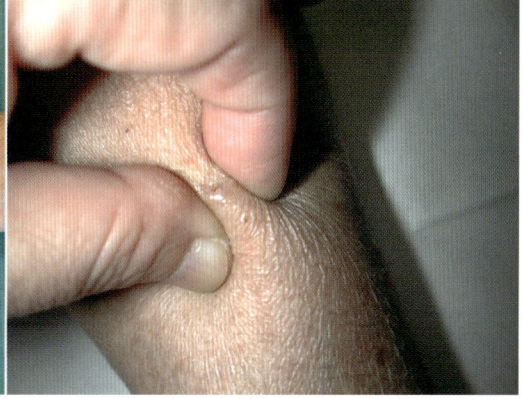

図65　5年5カ月経過したボタンホール
索状の瘢痕化した堅い組織を触れる。

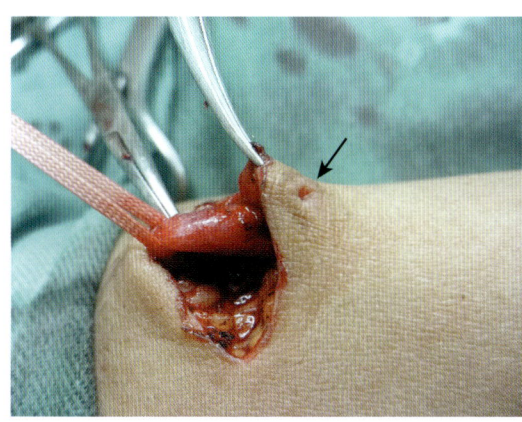

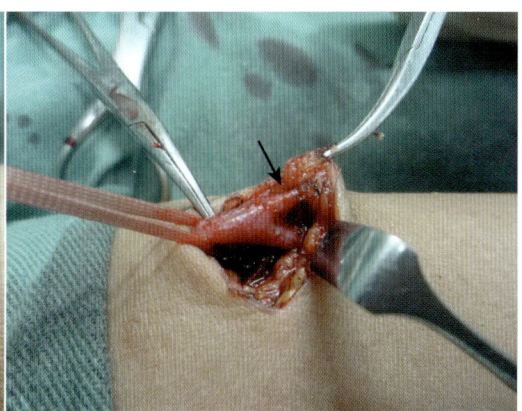

図66　修復例
　ボタンホール穿刺の皮膚につながる管状部（aの矢印）を示す〔索状にシャント静脈（bの矢印）から皮膚へ伸びる癒着，血管様に見えるが管腔はない〕。狭窄および血栓を解除し修復した。ボタンホールとは，皮膚から血管までの瘢痕化，線維化，癒着，痂皮の形成などを認めるものである。皮膚穿刺部と血管のそれとのズレにも注意する。

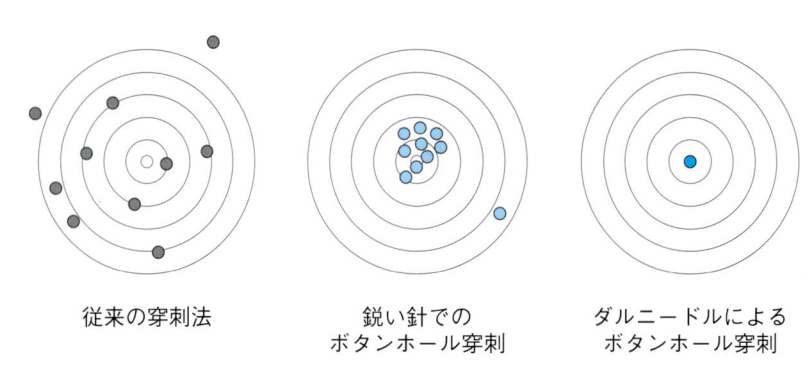

図67　ダルニードルによるボタンホール穿刺の概念図

　ボタンホール穿刺法が普及しなかったもう一つの理由は，従来の意識から抜け出ることができなかったことにある．すなわち，感覚的に同一部位を反復穿刺することに対する不安感や抵抗感である(血腫，感染，止血困難，血管の閉塞など)．血栓形成，閉塞に関しては，長期にわたる輸液などに伴う静脈炎や閉塞の経験から来るものと思われる．しかし，これらの原因は，高浸透圧液の注入，低い pH による障害，異物(特に金属針)の留置によるものであり，頻回に定期検査の必要な患者で，10 数年に及ぶ同一部位近傍からの採血でも，ほとんどの例で閉塞などは認められず，むしろ穿刺による血管壁の破壊で静脈は拡張している（Ⅷ章参照）．
　従来筆者らが推奨してきた BH スティック® を 1〜2 週間用いる方法は，経験を重ねるにつれ以下のごとく 1 回のみで可能になった．
　①月(火)曜日の透析終了時に，抜針・消毒後 BH スティック® を穿刺口に挿入．
　②滅菌テープを貼り保護する．
　③水(木)曜日の透析は BH スティック® を除去し，消毒後ダルニードルを刺入する．
　穿刺された血管壁は中一日では修復されておらず脆弱なままなので，ダルニードルによる刺入が可能である．月(火)曜日の穿刺方向に一致させることが刺入成功の鍵である．
　さらに BH スティック® を用いない例も現われた．前回穿刺部の痂皮を除去し，上記③に準じ中一日でダルニードルを刺入する方法である．いずれの方法も慣れることは必要であるが，最も大事なことは"やる"とする決意である．
＊ボタンホール穿刺の注意事項（通常の穿刺と同様）
　1）皮膚の状態を十分観察すること．
　　　穿刺の困難さ，菲薄化，瘤形成，破裂の可能性，かぶれ，感染の有無．
　2）皮膚の異常やダルニードルの穿刺が困難なときは，通常の方法に戻すこと．
　3）痂皮はきれいに取り除くこと．
　4）ポケットを作らないこと(血管と皮下組織に隙間を作らない)．
＊ボタンホール穿刺の利点
　1）穿刺痛の消失あるいは軽減．

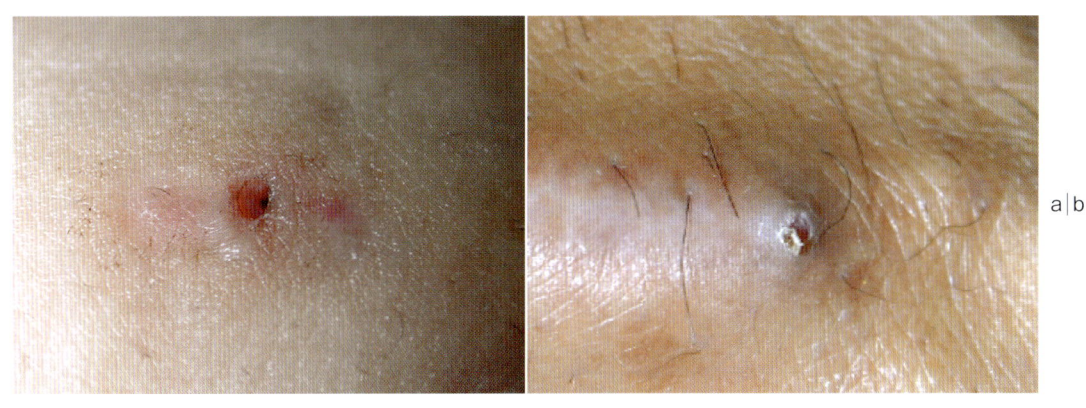

図 68　ボタンホール作製中の皮膚と穿刺を続けた皮膚の変化
a：BH スティック® を外した穿刺孔は血管の穿刺口に向かう。b：18 番針で剝がした痂皮

2）止血時間の短縮。
3）血管の後壁を貫くことのない安心感。

＊ボタンホール穿刺の欠点
1）穿刺に慣れる必要がある。
2）穿刺困難な例がある。
3）穿刺部の硬結による穿刺困難（穿刺部を変更し休ませることで回復する）。
　　当初から 3 カ所の穿刺部を作製し交互に用いる方法も試みてよい。
　　一時的には鋭い針で同部を穿刺することで解決する。
4）切れの悪いダルニードルでも強く力を入れれば突き抜ける。

2．人工血管のボタンホール穿刺

　ボタンホール穿刺法は，通常の AVF のみならず AVG や動脈穿刺にも適応可能であることを筆者は経験してきた。鋭い針による人工血管の穿刺は，毎回異なる部位を穿刺していても，AVF 同様穿刺範囲は限られているため，いずれ重複して刺すことになり，長期的には人工血管壁は削り取られ，ぼろぼろになる V 章図 56 参照。鋭い針でボタンホール穿刺を行うと，狭い範囲でずれを生じ，人工血管に大きな欠損部をきたす危険が大であり，これは行うべきではない（ダルニードルに限る）。人工血管を通す皮下トンネルは皮膚から適度に離す必要がある。皮膚直下におくと穿刺部皮膚の欠損をきたすことがある。現在当院で使用している人工血管は E-PTFE またはポリウレタン製である。穿刺針は金属製ダル AVF ニードルまたは二重針を使用。これらの針は，鋭い針で一度穿刺し切られた人工血管壁以外の部位からの刺入は不可能である。感染には十分な注意が必要で，細菌を持ち込まないことである。いかなる消毒薬も殺菌には十分な時間が必要であり，薬液を塗ることで殺菌はできないものと理解しておくとよい。拭き取る，洗い流すつもりで対処したい。止血は完璧でなければならない。小さな血腫であっても瘤形成のきっかけになる。

ポリウレタン製人工血管のボタンホール穿刺 Prospective study

　人工血管（すべてポリウレタン製）のボタンホール穿刺を1999年12月21日から10例に1〜40カ月（DM 6例，CGN 4例）継続した。合併症として，透析中に穿刺部周囲の滲む出血が1回，皮膚の感染が4回みられた。感染の起因菌はブドウ球菌で，発赤，腫脹のほか，2回は痂皮直下に膿を認めた。いずれも人工血管にまでは到達しておらず，局所の処置（痂皮を剝がし酸性水で洗浄，抗生物質の塗布）と抗生物質の全身投与で治癒した。この結果を得て，現在すべての人工血管に対してもボタンホール穿刺を実施しており，問題なく継続できている。

Ⅶ Arterial Access Port (AAP)

　透析患者のなかにはシャントを作製すると末梢への血流が減少（スチール症候）し，指を失う例や高拍出性心不全をきたす例がある（高齢者，糖尿病，心弁膜症，頻回のシャント作製による血管の荒廃など）。そのため，上腕動脈を表在化し動脈穿刺が行われてきたが，これは，反復穿刺による止血の困難さ，動脈瘤の形成と破裂の危険や狭窄，閉塞の恐れもある。また，表在化しても穿刺と止血の困難な高度に石灰化した動脈もある。これらを解決するため，筆者は，一方を盲端にした人工血管を表在化された動脈に吻合する新しい埋め込み形のシャントレスの動脈アクセス・ポートを開発した。この方法には，返血可能な静脈の確保が必須である（反対側上肢，両下肢など離れた部位でもよい）。図69に概念図を示す。

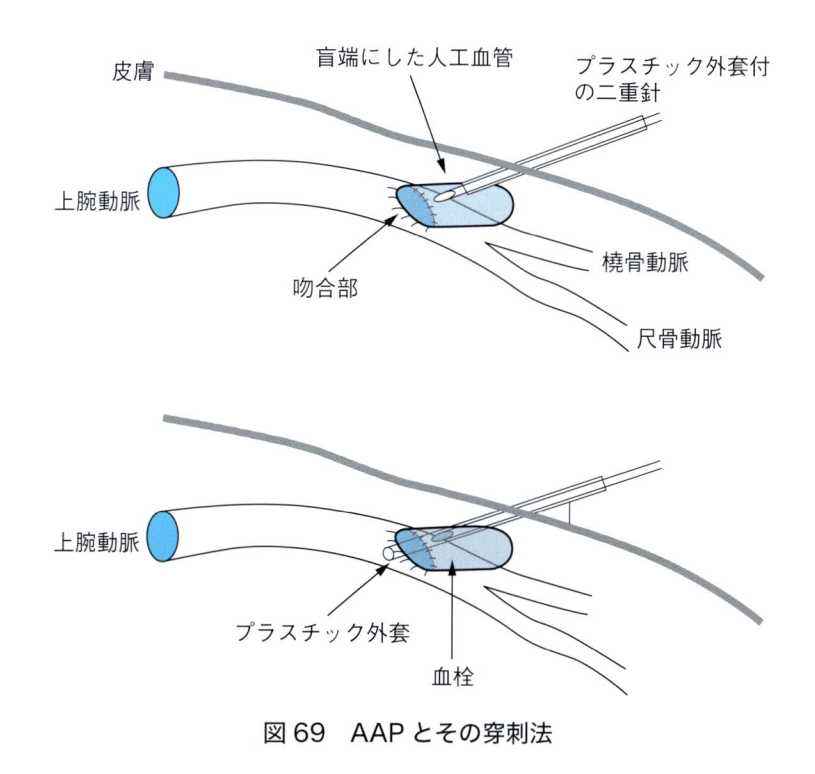

図69　AAPとその穿刺法

72　VII　Arterial Access Port（AAP）

　本法は試験的な域に位置するもので，十分経験のある術者の管理の下で使用されるべきである。穿刺，止血，日常の視診などに関して，スタッフは経験，知識を最大限発揮し不測の事態を避けなければならない。動脈の表在化が必要な例が本法の適応である。

1．AAP作製法

　1）正中関節の屈曲部を避け，前腕寄り2～3cmで皮切を加え，上腕二頭筋腱膜を切断し，上腕動脈を中枢側および末梢の分岐部まで十分露出する。細い側枝はすべて結紮，切離し，血管テープで上腕動脈を引き上げながら剝離，露出する。伴走静脈は温存しつつ分離する。
　2）次に上腕動脈を吊るし上げ，腱膜を縫合し床とする（表在化である）。
　3）次いで上腕動脈を開窓する（長軸に10～13mm，横径は動脈の半周程度）。
　4）ここに一方を盲端にした人工血管（φ5mm）を吻合する（図70a，b）。
　5）ポケットを作製し人工血管を皮下に埋める（図70c）。このとき，人工血管は上腕動脈に対し上下左右が直線となるようにおく。直線性を確保するためにはグラフトの吻合角

図70　腎硬化症による慢性腎不全で高拍出性心不全を伴う例

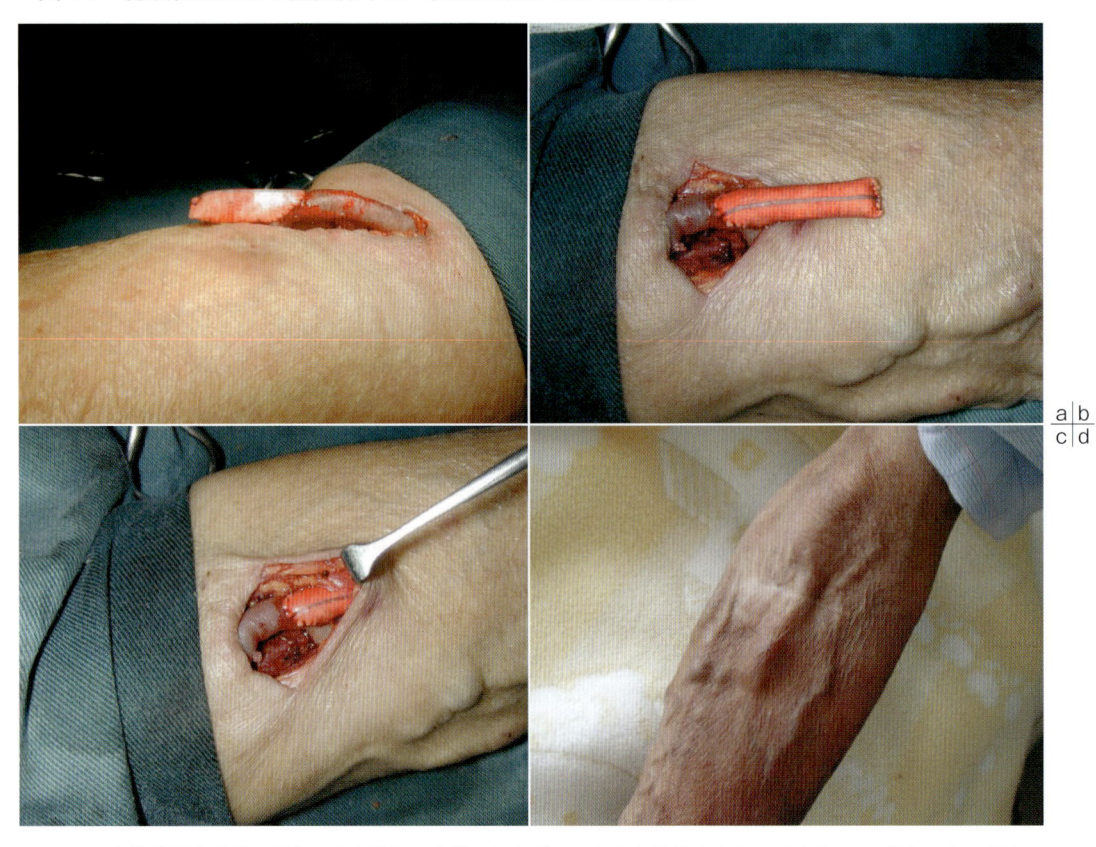

a，b：上腕動脈を剝離，露出し表在化し，盲端にしたグラフトを直線性をもたせて吻合。c：ポケットへ埋め込む。d：使用開始から3カ月後の状態（a：80歳男性，b，c，d，e，f：82歳女性）

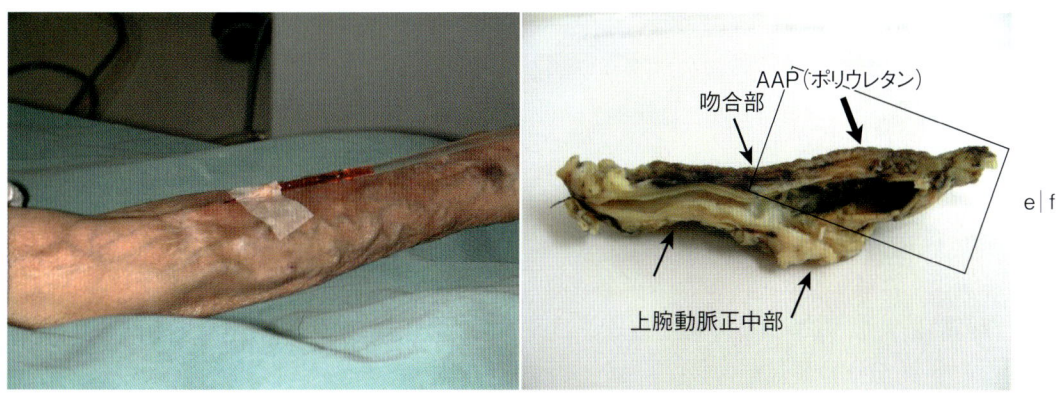

e：使用開始から3カ月後の状態
f：死亡後の摘出標本（AAP，上腕動脈とも開存している）。
本例は心筋梗塞により死亡するまで5年間AAPの使用が可能であった。正中上腕動脈の吻合部に肥厚を認めるがAAP内部は開存している。短いAAP（25 mm）ではこのように開存する例がある。長くすると器質化した血栓で満たされる印象を受ける。これまでの例は25～30～50 mm長で作製した。

を鋭角にする必要があり，結紮固定せず吻合するパラシュート法が楽である。直線性が確保できるのであれば真横に吻合してもよい。

このようにして作製されたポートは，内腔が血液で満たされ，①いずれ血栓を形成する場合と，②初期は血栓形成せず血流の渦巻く場合がある。血栓を形成した場合，二重針で人工血管を貫き，プラスチックの外套を動脈腔内に送り込むことで十分な血流を得ることが可能である。

当初25例にこのアクセスポート（AAP）を作製し，約2週後から透析に用いた。これら25例（心不全15例，吻合可能な静脈のない9例，スチール5例）の患者はAVFやAVGを作製できなかったか，すべきでないと判断した例である。

その後，70例にAAPを作製したが，施設ごとに穿刺技術，管理，理解度に開きがあり，紹介患者にはAAPを作製しないことにした。具体的なトラブルとして，鋭い針による穿刺（壁の破壊，止血困難，瘤形成），吻合部に至る感染（幸いにしてAAPの脱落前に修復し

表　アクセスポートを作製し透析に用いた症例

平均年齢：64歳（45～88歳），
原疾患　：糖尿病13，腎硬化症5，SLE 1，囊胞腎1，腎炎5，
使用期間：最長3年1カ月，最短3カ月，
合併症　：動脈閉塞例なし，塞栓例なし，感染2例（1例 回復，1例 抜去），
　　　　　デバイスの露出1例（修復可）
死亡6例：いずれも透析は完遂
　　　　　脳出血2，心筋梗塞2，悪液質＋敗血症2（AAPは関与せず）

た），表在化部分の上腕動脈を穿刺し血腫や瘤を形成，後壁外の血腫などがあげられる．事前に注意を喚起しても，多数のスタッフのなかには通常の人工血管としか認識していない者も現れる．例外的なAAPであり，その管理，穿刺には細心の注意が必要である．

2．注意事項

- 作製後，浮腫がとれ，十分な癒着を確認した後，使用を開始すること．
- 穿刺に先立ち，アルコール綿で皮脂を拭き取り，酸性水を散布，次いで100倍イソジン®を塗布し10分間放置．その後アルコール綿で再度消毒し痂皮を除去後，穿刺する．
- 人工血管の後方に動脈があるので，これを穿刺してはならない．
- ダルニードルによるボタンホール穿刺に限る．
- 血腫を形成させてはならない．血腫を形成したときは消退するまで使用しないこと．
- 感染には十分な注意が必要．本ポートの感染をきたしたとき，入院下に管理し，ポートを抜去する．緊急時には即対応しなければならない．待機的手術にすべきではない．
- 作製時の血流遮断中に末梢の痛み，しびれなど虚血に伴う徴候を確認し，感染時のポートの除去に際し，動脈の結紮には慎重でなければならない．感染部を避けてバイパスをインターポーズするなど，血流の確保に努めるべきである．

3．穿刺法

　人工血管と自家動脈を触診し，その違いを確認する．それぞれの走行の位置を認識したうえで，グラフトを経由して動脈内腔をねらい，動脈壁に針先が触れないように穿刺する．プラスチック外套付ダルニードルを用いることを推奨する．直線性の確保できたAAPの穿刺は概ね容易である．直線性の不十分な例もあるが，刺入は可能である（穿刺する者の技量が問われる）．グラフト後壁を貫き，動脈にまで達するような穿刺は避けること．鋭い針での狭い範囲の穿刺は人工血管壁を破壊し，また削り取り，穿刺孔が次第に拡大されることを理解しておきたい．穿刺と止血は一体である．

4．合併症

　肉芽の形成は稀ではない．肉芽のみであれば，吻合部から盲端までのAAPグラフトを付け替えればよい．吻合部のAAPを数mm残し切断して新たなAAPグラフトを吻合してもよい．血腫は穿刺ミスと止血に関連がある．本来の動脈を誤穿刺し止血がしっかりできていないとき血腫を残す．動脈の狭窄も生じるが，これまでの70例では末梢への血流障害は経験していない．感染のためAAPを抜去し，動脈を端々吻合で再建した例が数例ある．すでに表在化された上腕動脈を広く剝離すれば引き寄せることができる．このポートの穿刺を避ける必要のあるときは，上腕動脈の表在化部分を慎重に穿刺する．

1）肉芽形成

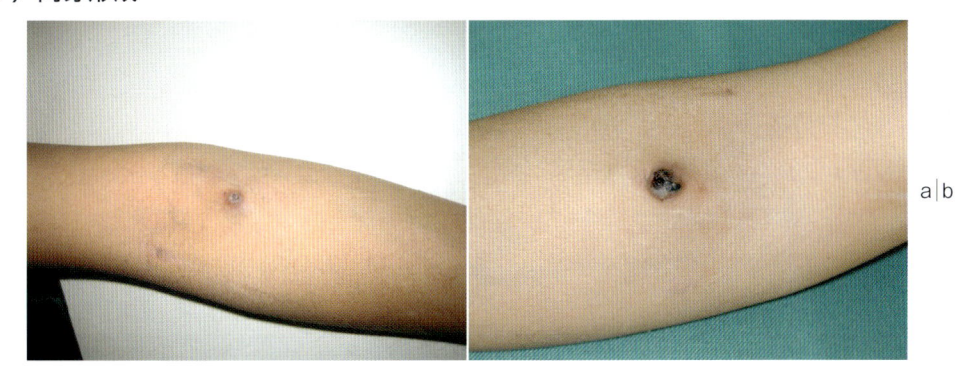

図71　肉芽形成
a：3年目の右正中AAP穿刺部
b：1年後（2006.08.02）明らかに増大し，皮膚は壊死状に変化した（aとbでは撮影方向が異なる）。

2）不良肉芽の処理

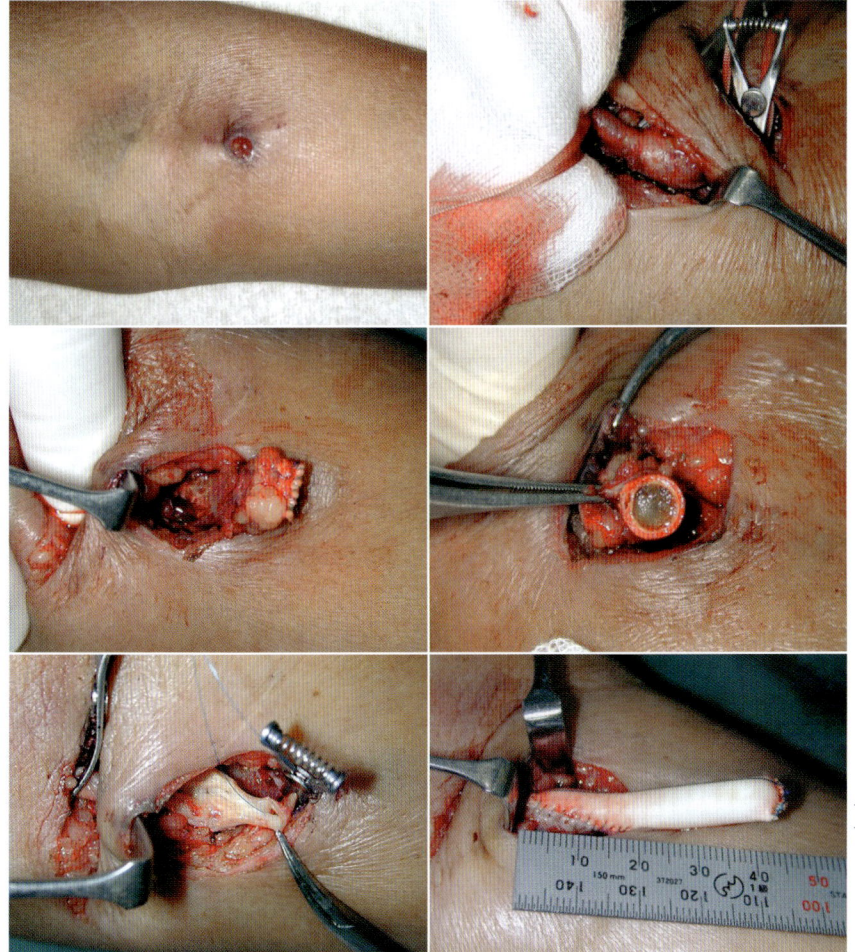

図72　不良肉芽の処理（72歳女性，肥大型心筋症）

a, b：皮膚穿刺部を押し広げる不良肉芽はAAP周囲の瘤を形成する組織につながる。

c, d：瘤内部からAAP側面の欠損部が見える。AAP内の血栓

e, f：瘤とAAPを切除し，新たなポリウレタン製人工血管で同部にAAPを作製した。

VIII シャント化された血管の変化

シャント化された血管の natural course を知ることは作製，修復の基本となる．静脈は拡張，伸展し，内膜や静脈弁の肥厚，狭窄，石灰化をきたし，動脈も伸展（延長），拡張する．

1. 静脈の変化

しばしば"シャント血管の発達を待って…"などの表現を用いる場面に遭遇するが，シャント化された静脈壁を顕微鏡下で観察すると，静脈壁の本来の構成組織は増えてはおらず，そこにあるものは血管外周の線維性の反応と血管内膜の肥厚である．このため，皮膚を通して触れると血管壁は厚く感じる．筋肉の発達と言うとき，筋線維が増加し，さらにその筋線維は太くなっているのである．シャント血管の発達とすべきではない．シャント血管が太くなった状態は血管壁の破壊された拡張であり瘤である．このような血管壁の強度は低下していることも少なくない．

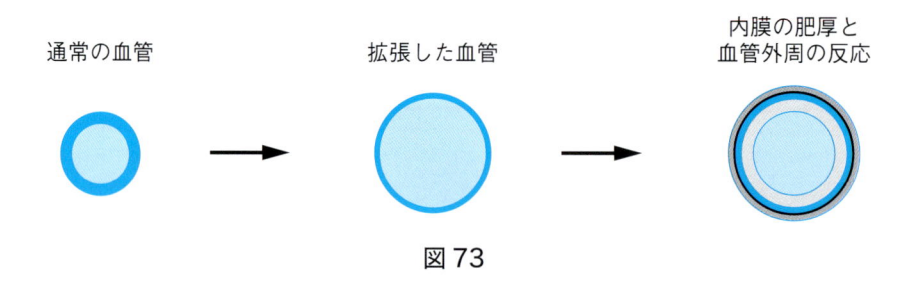

図73

VIII シャント化された血管の変化　77

①25年経過したAVF

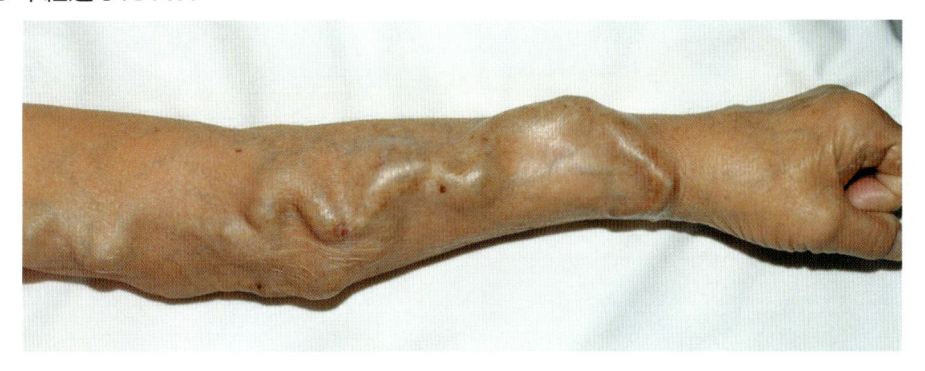

図74　63歳女性，CGN
1986.05.19 HD開始　2012.01.07撮影。
静脈は拡張, 延長し, 屈曲, 蛇行しているが圧は高くない。2000年からボタンホール穿刺へ変更した。

②35年間使用中のAVF

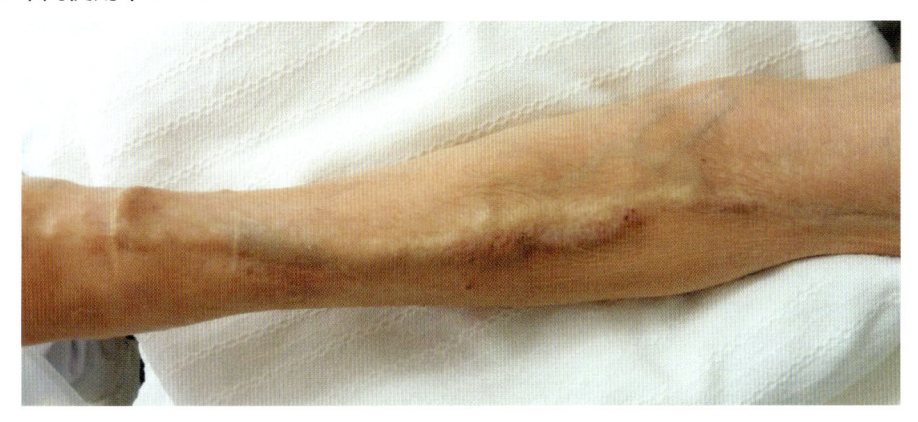

図75　70歳女性，CGN
1977.04.12修復し2011.11.20撮影。上腕のcephalic veinは狭窄が強く側副路に流れ, 恐らく貫通枝へも経由し, 圧は高くない。体血圧も100/70 mmHg程度で高血圧を認めない。

③非透析例

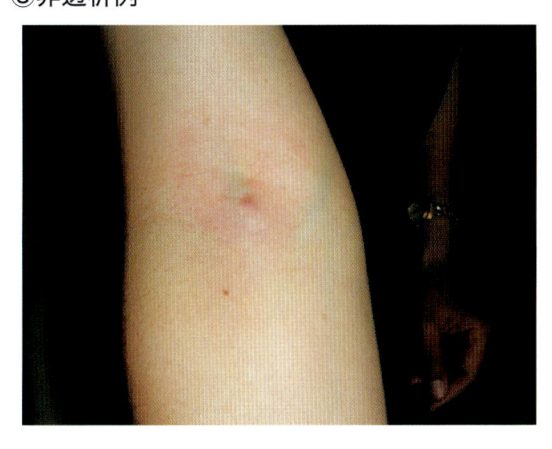

図76　30歳女性，DM
採血歴20年の右正中静脈はまだ普通に血流がある。

血液透析のため25〜35年間穿刺され続けた血管(図74, 75)と糖尿病で通院の度に採血された正中静脈(図76)は，閉塞の原因が穿刺のみによるものではないことを示唆している。穿刺で血管壁は損傷，修復を繰り返し，正常な壁構造を失い，shear stress(剪断応力)は増大するが，破壊され拡張した状態が減圧に向かえば，これは減少するかもしれない。25年前から使い続けているAVFは，拡張，屈曲が著明で，くびれた部分から絞扼，狭窄が始まっており，いずれ修復が必要である。この屈曲の原因は静脈が伸びたためであり，PTAでは一時的に狭窄部を拡げることはできても，長さを変えることはできない。いずれ狭窄部を切除し短縮する必要があろう。これら長期開存例の共通点は，シャント化された静脈の圧が低いことである。

④肥厚した静脈

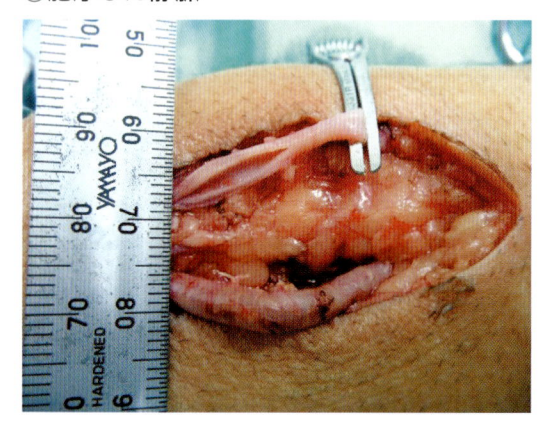

図77 57歳男性，CGN
作製8年後閉塞したAVF中枢側寄りの肥厚した静脈。拡張は困難。橈骨動脈の径は拡張し伸展している。

⑤静脈弁の肥厚1

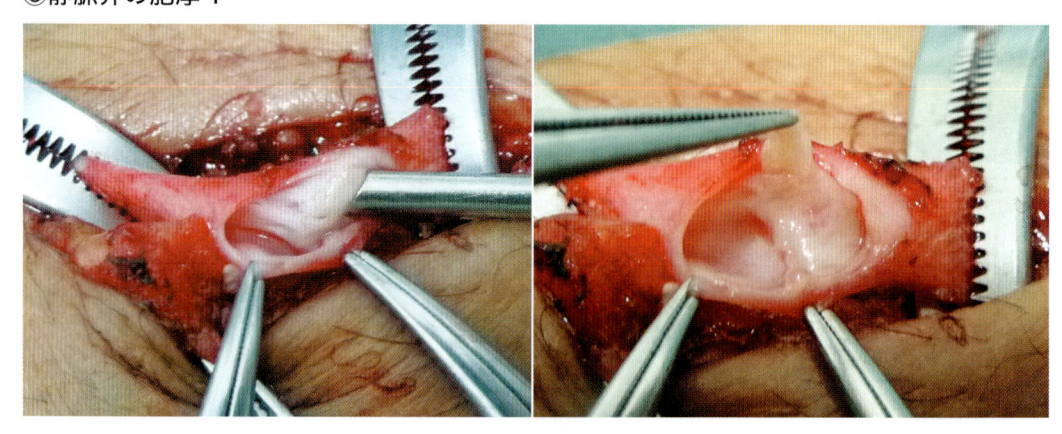

図78 53歳女性，GN
透析歴6年，最近6カ月で2回PTAを行った例である。ゾンデ先端を静脈洞に挿入，肥厚した静脈弁を切除しAVFを再建した。静脈壁の肥厚も認める。

⑥静脈弁の肥厚 2

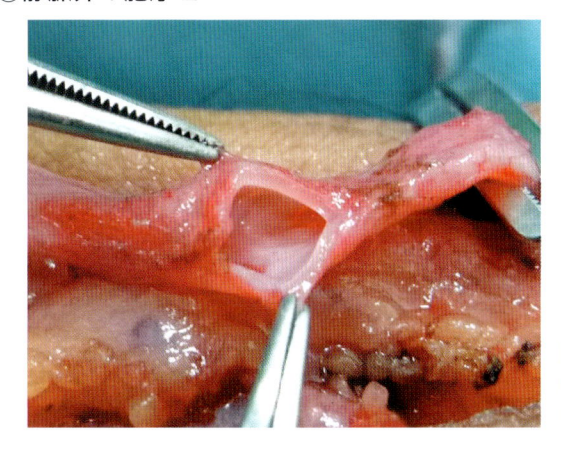

図 79
図78の症例ほどに至らない肥厚した静脈弁が見える。

⑦石灰化, 瘤形成

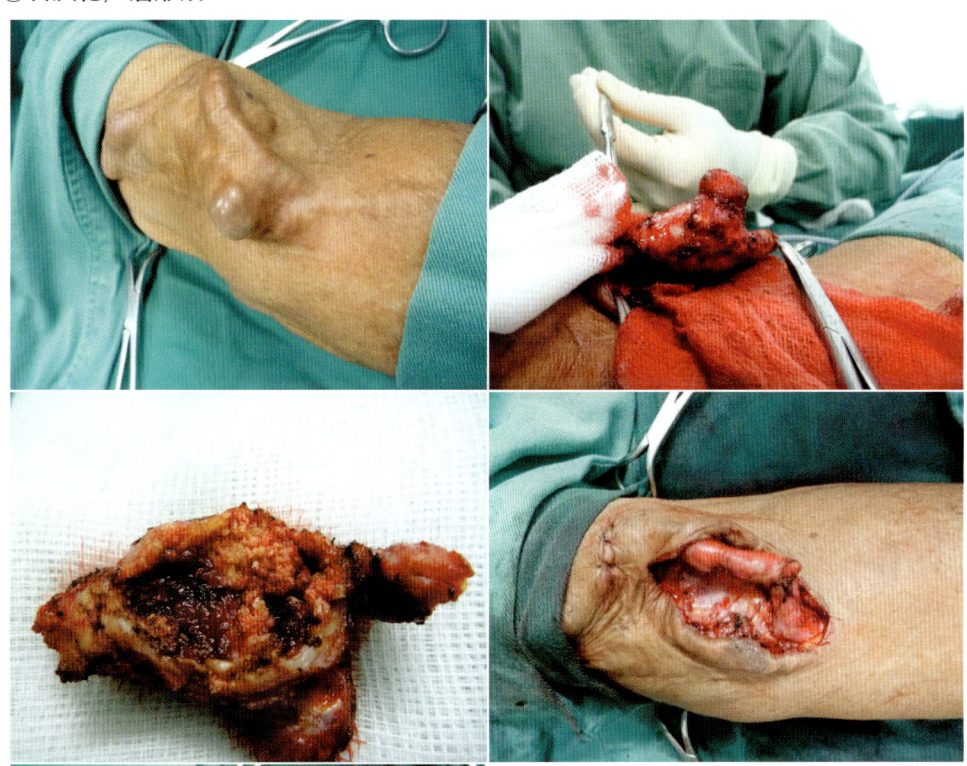

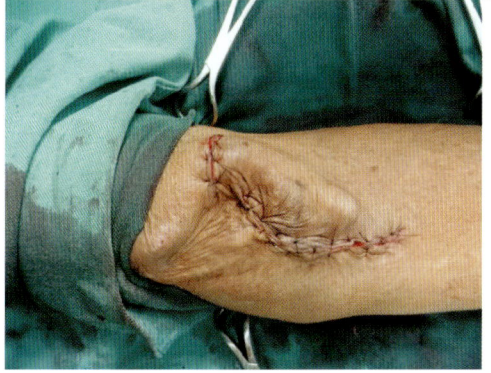

図80　78歳男性，CGN　1993.04 HD開始　2010.09.06撮影

a：1998年作製の上腕動脈と表在化basilic veinのAVFに血栓および石灰化，瘤形成をきたした（12年経過）
b：basilic veinの瘤と動脈を切除し動脈を再建した。
c：切除した瘤の管腔に露出する粒状石灰化
d：瘤を切除し動脈を形成，端々吻合
e：皮膚を形成し再建終了

⑧粒状石灰化

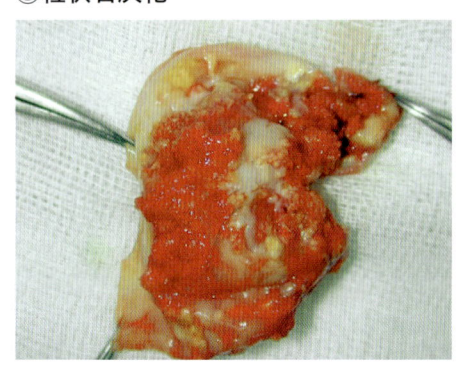

図81　70歳男性，閉塞性腎障害
図80の症例より程度は軽いが，板状の石灰化との混在がはっきり見える。

2．動脈の変化

　AVFに用いた動脈は弾性板の亀裂，断片化をきたし拡張することが観察される。AVFのため動脈の末梢抵抗は極端に減弱し，このことが弾性板の構造維持を不能にするものと思われる。静脈同様，拡張した動脈は長軸方向にも伸びてくる。内頸，鎖骨下静脈穿刺時にこのことを思い出す必要がある。AVFを作製した動脈の閉塞は一般的ではない。吻合部が閉塞しても動脈そのものは開存していることが大部分である（動脈を端とする例は滅多にない）。拡張し伸びた動脈は，そのままで穿刺可能なことも少なくないことを記憶しておきたい。

⑨動脈の伸展

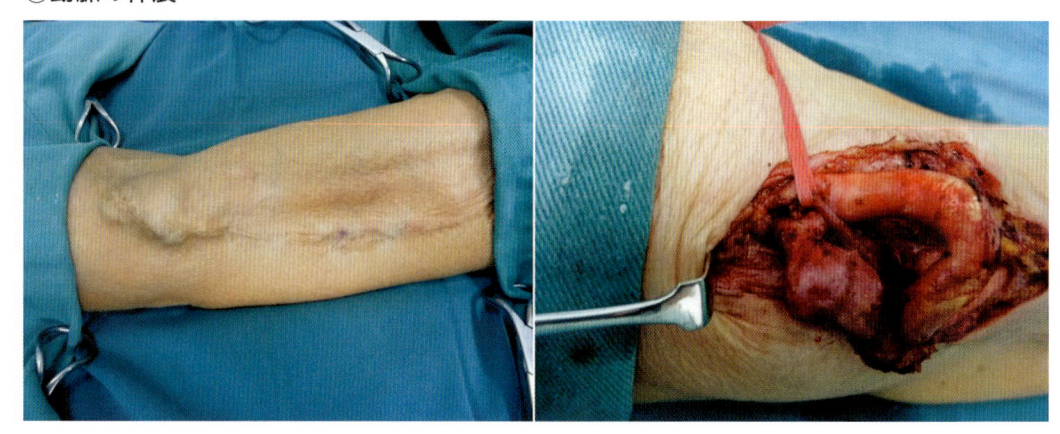

図82　70歳女性，CGN
本例では右上腕動脈と表在化basilic vein間でAVFを作製されているが，吻合部近くで静脈側に瘤を形成し閉塞している（27年経過）。瘤を切除し，上腕動脈をさらに拡張せしめたが，伸展，屈曲した上腕動脈は長すぎるので約5cm切除した。皮下トンネルを通しこれを表在化した。返血は両側下肢の大伏在静脈が利用可能であった。

⑩橈骨動脈の拡張

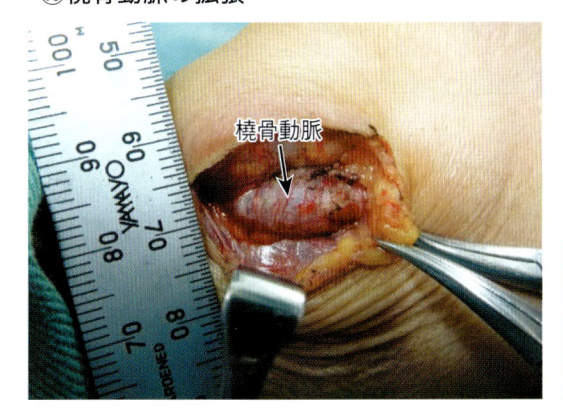

図83　63歳男性，CGN（腎移植3年後）
13年経過したAVFの橈骨動脈は5mmを超える。巨大シャント瘤を切除した。移植腎は良好に機能しておりAVFを閉鎖した。

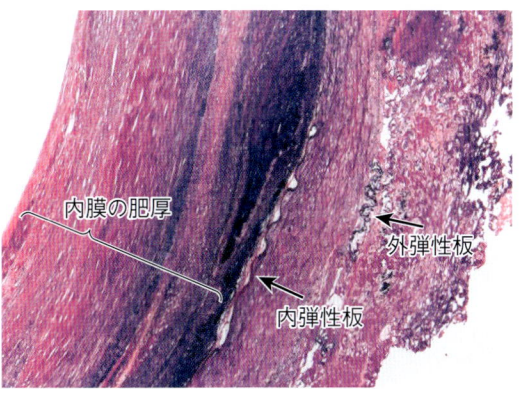

図84　シャントに用いた拡張した上腕動脈
伸びた内弾性板と弾性線維の増殖を伴う内膜の肥厚
（Elastica van Gieson染色）

3．縫合糸の運命

　自己血管同士の吻合口は，狭窄するか内膜の肥厚を伴いながら拡大していくが，そのときの縫合糸は切れることなく伸びきった状態で壁内に埋もれているか，血管腔でループ状に浮いている。この縫合糸は閉塞の原因にはならないようである。

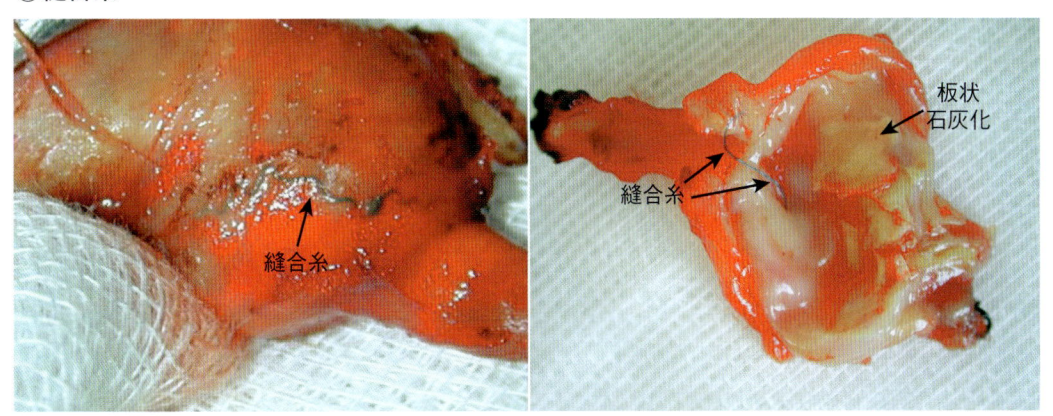

⑪縫合糸

図85　53歳女性，CGN
7年経過した吻合部静脈に瘤を形成し，血流の吹き付ける部には板状の石灰化を認める。外から見える縫合糸（ポリプロピレン）は直線状になり，対側では管腔に吐き出されている。このことからすれば，吻合時の外から内へ，内から外へ連続縫合するルールは，血液が漏れない程度に動静脈を引き寄せておけばよいことになるが……。

4．人工血管内腔の変化

　人工血管に生ずる血栓はほとんどが静脈吻合部での内膜肥厚に起因する．動脈側吻合部での内膜肥厚は静脈側より遅れる．長期開存例以外では，血栓を除去すると人工血管内壁は変化に乏しい．微細な波打つような屈曲でも内膜肥厚をきたしうる．血流の突き当たる部分に石灰化をきたすため，滑らかな湾曲のループAVGの作製を心がけたい．
　血栓の除去は吻合部の修復を前提としなければならない．吻合部の内膜肥厚を放置したままでは血栓再発は避けられない．グラフトの起点，終点が近ければ同時に修復する．一時的救済を繰り返すより，早期の修復を行うべきである．

＊術中の血栓除去

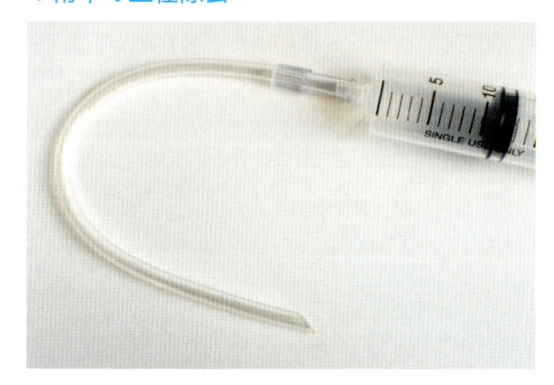

図86　血栓除去に用いるチューブと注射器
延長チューブの先端の切り方を鋭角～鈍角と適宜変えて用いる．

　ヘパリン生食を半分満たした注射器に延長チューブの先端を適当な角度で切り落とし，陰圧をかけながらグラフト内へ押し込み，動脈吻合部に向けて繰り返し血栓を除去する．これ以上進めなくなったら1cmほど戻し，先端に隙間を設け，ヘパリン生食を注入すると細かな血栓が追い出される．固着した血栓を動脈へ押し込まないよう操作する．早期であれば血栓が動き，動脈血とともに吹き出す．動脈側にヘパリン生食を注入し静脈側の血栓除去に移る．長軸に直角な延長チューブの先端が動脈内まで入るようであれば，静脈吻合部のみ修復すればよい．グラフトの経過年数，損傷の程度を勘案し，グラフトの交換，インターポーズ，吻合部の変更などを適切に行う．

⑫静脈吻合部の内膜肥厚

a｜b

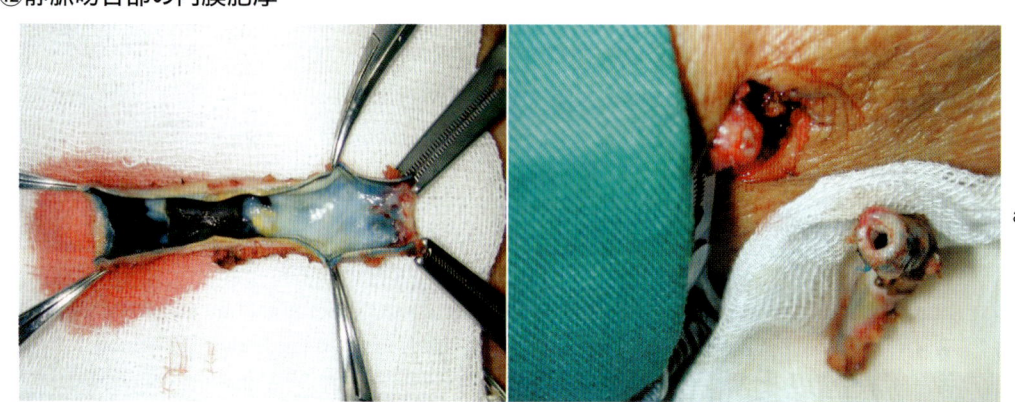

図87　76歳女性，強皮症
a：左方が動脈との吻合部である．静脈との吻合部で内膜の肥厚が強く，動脈側に向かい伸びている．
b：静脈はほとんど閉塞しているが，拡張可能な部分まで静脈を切除し，閉塞したグラフトを新たなE-PTFEで再建した．

⑬動脈吻合部の内膜肥厚

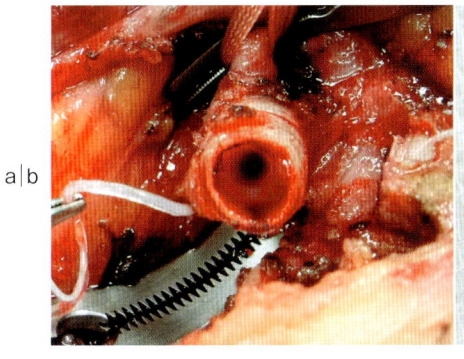

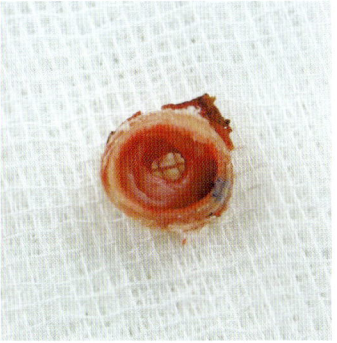

図88 59歳女性, DM
a:動脈吻合部グラフト内部に肥厚した内膜が見える。
b:まだ開存している。この部分を切除し開窓部を修復, グラフトのインターポーズで再建した。

⑭グラフト内部

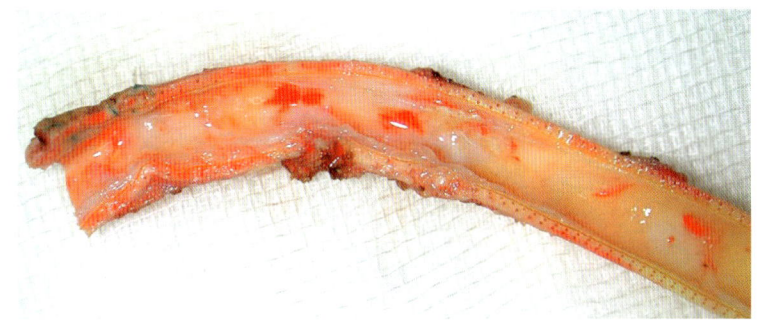

図89 64歳女性, CGN（3年目のポリウレタン）
肥厚した乳白色の内膜を認める。

⑮凝血除去後のグラフト内面の石灰化

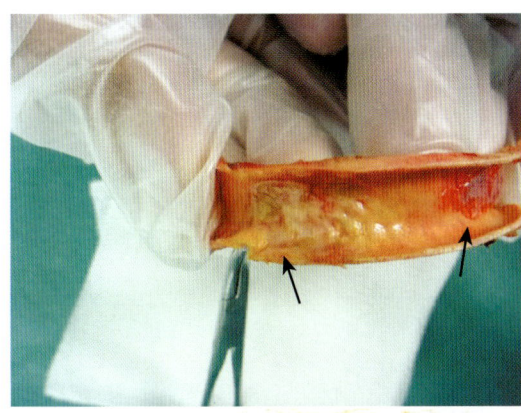

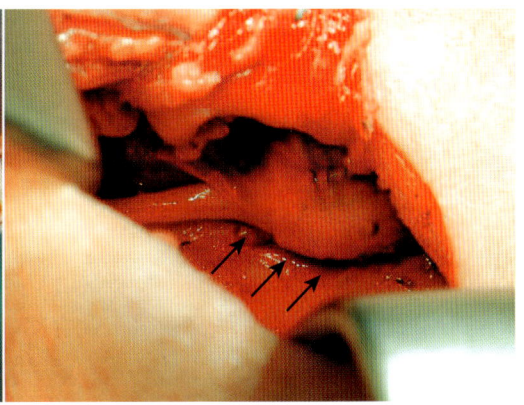

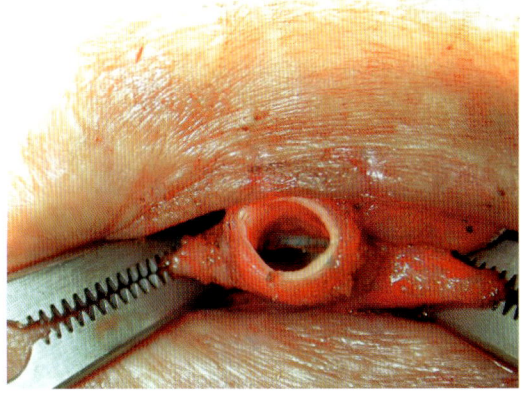

図90 43歳女性, SLE
2003.06.17に移植したポリウレタングラフトは7年経過し石灰化（aの矢印）, 血栓形成をきたした。血栓を取り除いた状態の内面は石灰化部以外良好である。吻合部を修復しグラフトを入れ替えた。静脈吻合部は内膜肥厚のため閉塞（bの矢印）。中枢寄りの拡張可能な部分へ新たなグラフトを移植した。動脈側は以前のグラフト数mmを残し, そこへ吻合した（c）。

84　Ⅷ　シャント化された血管の変化

⑯静脈側の内膜肥厚

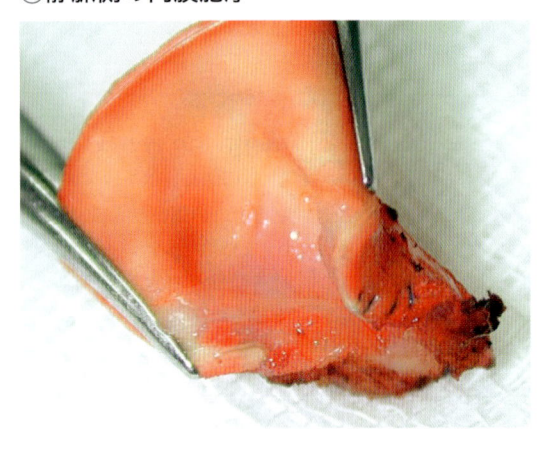

図91　70歳男性，CGN
1年で閉塞したグラフト（静脈側の内膜肥厚による閉塞を認めるが，他の部分は肉眼的には変化を認めない）。

⑰グラフトの置換

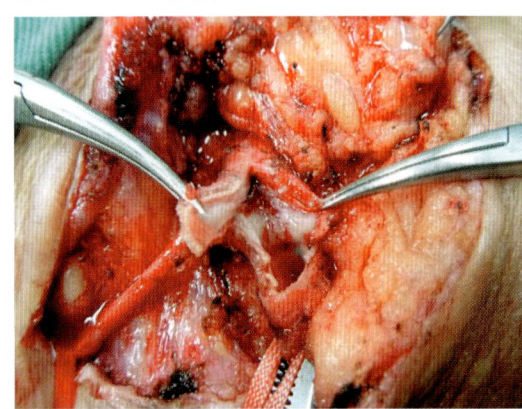

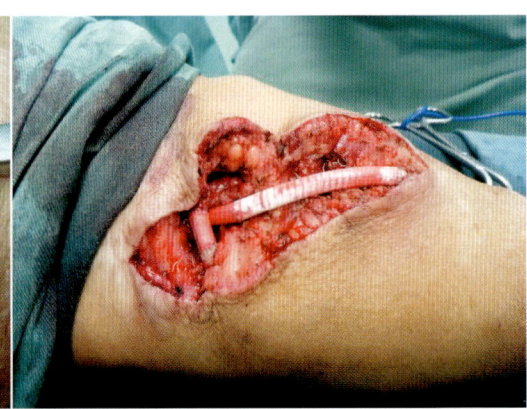

図82　69歳女性，DM
グラフトにつながる静脈は完全に閉塞しており（モスキートでつまんだ部分），グラフト吻合部は肥厚した内膜で満たされている。動静脈両側とも吻合部をポリウレタン製人工血管に置き換えた。

　修復に臨むとき，過去の記録に目を通し，分枝の処理がどの程度行われていたかを知ることは，剥離に際し出血を防ぐため有用である。血栓が器質化する前であれば，吻合部を切開し，血栓の除去後，人工血管と吻合部の肥厚した内膜を電気メスで焼却し**(図93)**，AVG機能の回復が可能なことがある。静脈吻合部の処置を行うとき，動脈吻合部の評価を行い，必要であれば同時に処理しておきたい（ループ状のAVGでは同一の皮切で間に合う）。

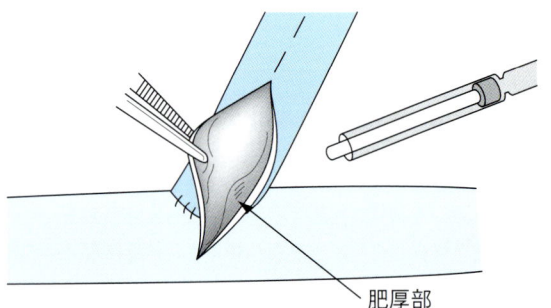

図93　電気メスによる吻合部の肥厚した内膜の焼却

肥厚部

IX 中心静脈の狭窄・閉塞
（静脈高血圧，側副路）

　シャント化された静脈は，いずれ閉塞するものと理解しておくべきである．閉塞部位はさまざまで，その位置により症状が異なる．吻合部が開存した状態で中心静脈付近の狭窄が進行すると側副路の怒張をきたすようになる．関連する静脈を体表から観察することで閉塞部位が概ね推定できる．本章では主に高位静脈での慢性閉塞について述べる．

　1）前腕から上腕までの狭窄や閉塞：視診，触診が最も有用で，血管造影，超音波などは恐らく不要である．日常の血液透析を開始するとき，われわれは血管を触って確認し針を刺すのであって，血管造影，超音波，CT，MRIをみているわけではない．体表の血管を用いるのであるから，視診，触診の不可能なとき穿刺はできない．吻合部を用手的に閉鎖したまま患肢を挙上し，血管の虚脱の速度をみることや，閉鎖を解放したときの血液の充満する速さなどから簡便に吻合部狭窄のほか，流出静脈に関する重要な情報が得られる．手首での側々吻合のAVFでは吻合部から直接中枢側へ流れる静脈に狭窄を生じ，尺側への流れが優位になると，手指の静脈圧が上昇し腫脹をきたしやすい．

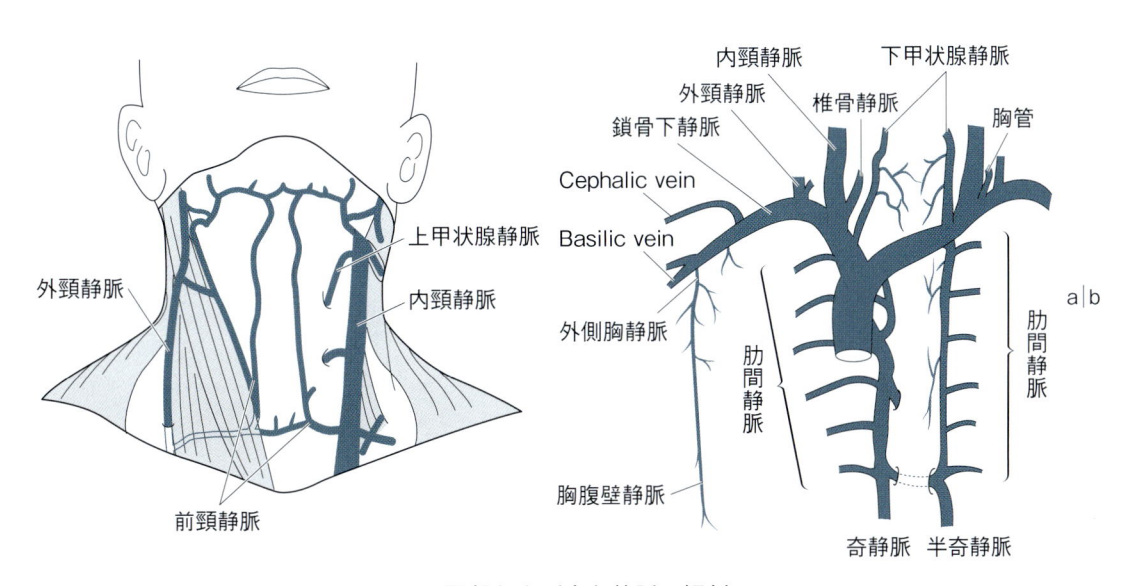

図94　頸部および中心静脈の解剖

2）中心静脈での狭窄や閉塞：この中心静脈閉塞やシャント静脈の血栓に対し，PTA あるいは外科的な血栓除去による修復やステントの留置などが行われることがある。筆者のもとに送られてくる例では，これらの処置は一時的な効果しか発揮できていない。拡張，延長した中心静脈の血栓を除去しても屈曲の原因は変わらず，肥厚した内膜は一時的に押しやられたのであり，消えることはない。

3）過大流量 AVF に対するバンディング：流出路に狭窄などのないことを確認すべきである。静脈高血圧を伴う場合のバンディングは，単純にパスカルの原理を当てはめれば減圧にはならない。血管径の大小は圧に影響しない。剪断応力や動脈末梢の反応をバンディングのサイズなどに反映することは不可能である。結果が良くても偶然かもしれず（長期的には失敗に終わった），筆者はバンディングを行わなくなった。

図 96〜102 は，鎖骨下静脈など中心静脈近傍の狭窄，閉塞が疑われる例である。拡張した側副路（上腕，前胸部，頸部），顔面の腫脹，熱感，疼痛，皮膚変化などが認められ，AVF そのものの血流は保たれていることが多い。シャント化された静脈は拍動性に硬く触れ，圧は高い。狭窄，閉塞部は中心静脈にあり，そのため，血流は遅くなり末梢でも血栓を形成しているので，この血栓を除去してもすぐに再発する。このような例では AVF は諦めなければならない。さらに，皮膚潰瘍，感染，血栓の進行などの恐れもあり，AVF を閉鎖すべきである。中心部での狭窄の原因は，シャント化された静脈が拡張し伸びて屈曲することに始まると考えている（次いで血栓形成に至る）。これらに対する PTA や血栓除去は，一時的な効果が得られても根本的な解決にはならない。早晩再発するため，血栓除去は無駄に終わる。可能であれば，この状態で透析を続けながら（返血は反対側の上肢または下肢を用いる），反対側での VA を作製する。しかし，反対側の血管も過去に作製された AVF，AVG のため荒廃している場合，上腕動脈などの表在化を行う。

反対側での VA（表在化など）が使用可能になったら，件の AVF を閉鎖する。閉鎖に先行する剝離の作業は出血との戦いである（静脈圧の上昇，癒着，瘢痕部の新生血管）。可能な限りこの AVF の動静脈は再建したい。このとき，過去の血管の処理（伴走静脈やその他の分枝の分離切断）が生きてくる。瘤を形成すると難渋するが，十分に剝離できれば，動脈の吻合口を静脈につけて切り離し（静脈血流を温存），動脈を引き寄せて端々吻合が可能な例は少なくない（可能であれば同時に動脈表在化を行う）(図 95)。それが困難であれば，静

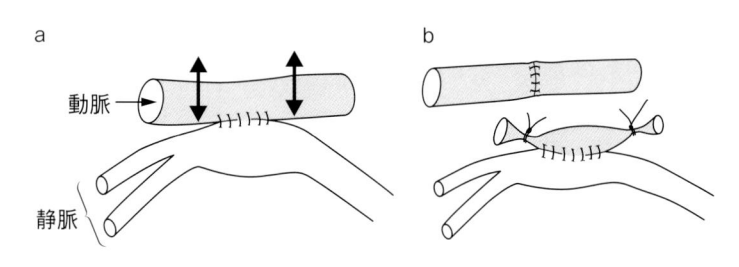

図 95　瘤を形成した吻合部の分離法
a：吻合部近くで動脈を切断する。
b：動脈を引き寄せ端々吻合・結紮した動脈は静脈につけたままでよい。

脈を結紮し動脈を温存する．吻合法や静脈の形状により静脈の形成，再建が可能なことも少なくないので可能な限り試みて欲しい．

　AVFを閉鎖すると，静脈圧は低下し静脈は次第に萎む例もあるが，巨大化したシャント静脈は血栓を形成し閉塞することが多い．収縮したとしても，この静脈にAVFを作製してはならない．

　また，このような例では頸部からのカテーテル挿入は動脈を穿刺する可能性が高く危険であり，極力避けるべきである（動脈の延長，拡張により位置の変位している可能性が高い）．静脈も同様の変化をきたしている．VA作製の当初から上肢のみの修復を重ね，透析を全うする方法を常に意識すべきである．

　修復周術期の血液透析にこのAVFが全く使用できないのであれば，吻合部や動脈の穿刺を考慮する（「X章 Vascular Acces 閉塞時の緊急処置」を参照）．閉鎖したAVF静脈の利用は相当な期間をおいて，生食水の注入で圧を確認し，返血に使えるかどうか判断しなければならない．シャント化せず返血に用いるのであれば可能なことがある．

図96　症例 2007.01.16

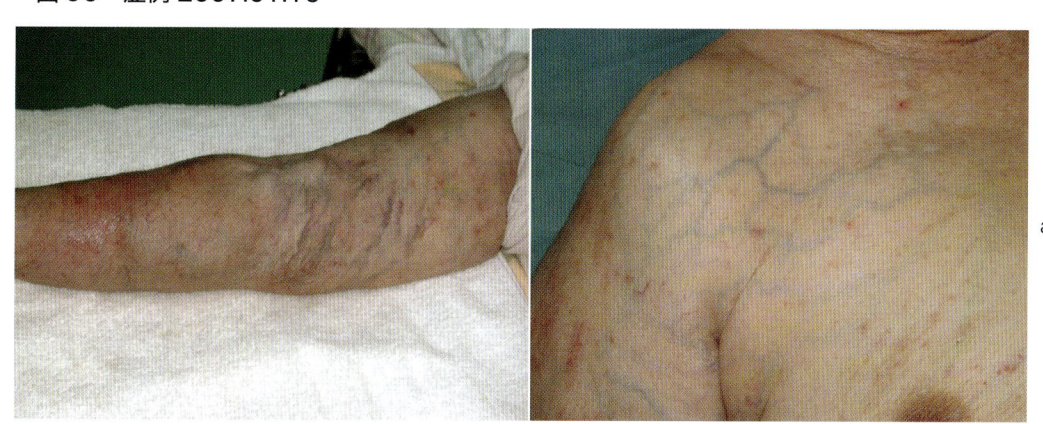

a：右上肢全体が腫脹し発赤部を認める．b：静脈の拡張が上腕，右前胸部に認められる．

図97　症例 2007.03.12

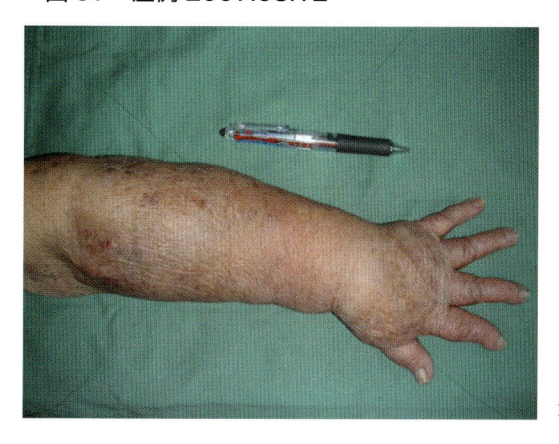

左前腕の腫脹と皮膚の肥厚

図98 症例 2008.03.31

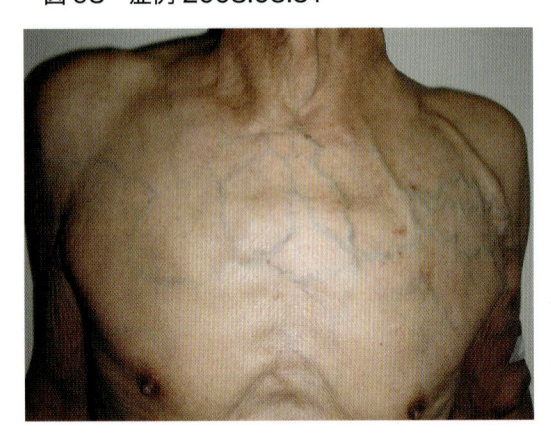

左上腕骨内側の cephalic vein に続く前胸部の静脈の怒張は外頸静脈の合流部前での鎖骨下静脈の狭窄を窺わせる。次の症例との違いに注目。

図99 症例 2005.10.05

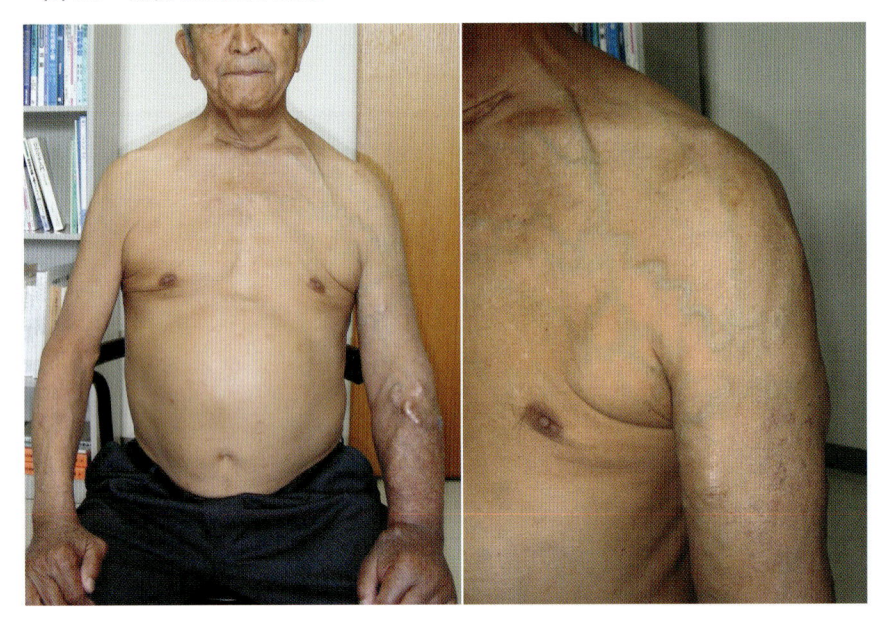

左手は異常に太い。上腕，前胸部の静脈が怒張し cephalic vein の拡張を認めないことから，cephalic vein が合流する手前での basilic vein の狭窄，閉塞と推察する。

図100　症例 2004.01.05

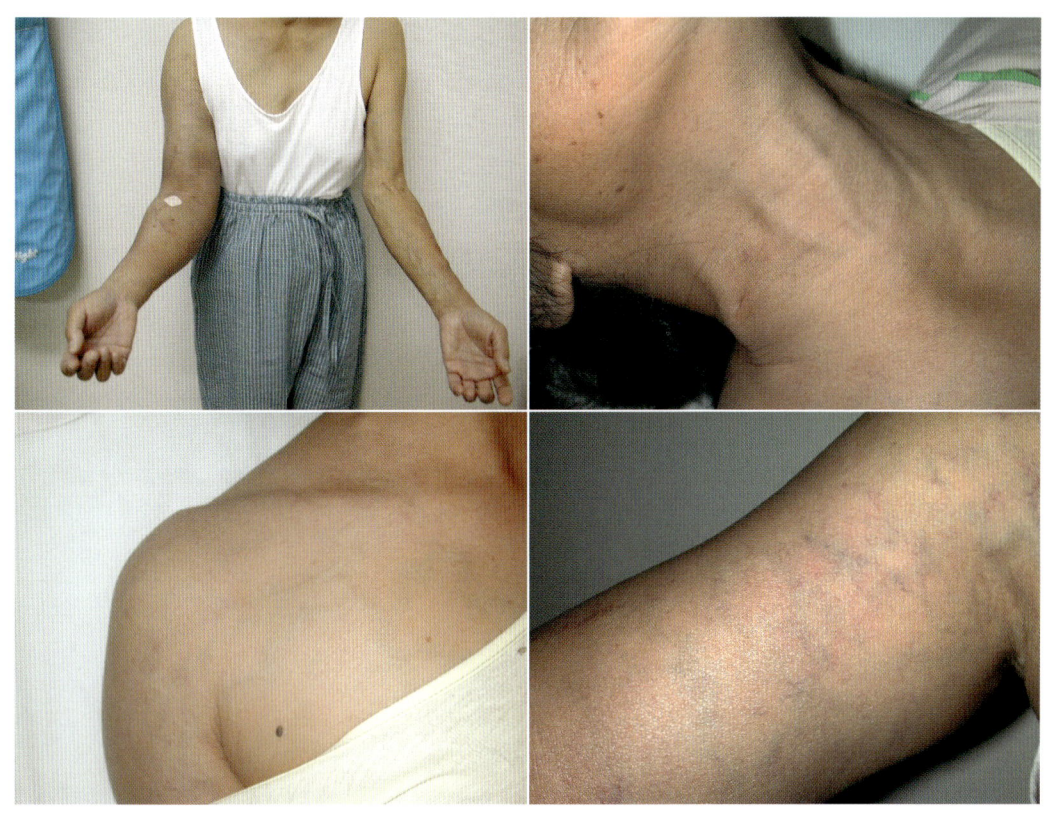

右上腕まで腫脹しており，外頸静脈，前頸静脈の怒張は内頸静脈直前の鎖骨下静脈の狭窄を疑わせる。

図101　症例 2005.03.24

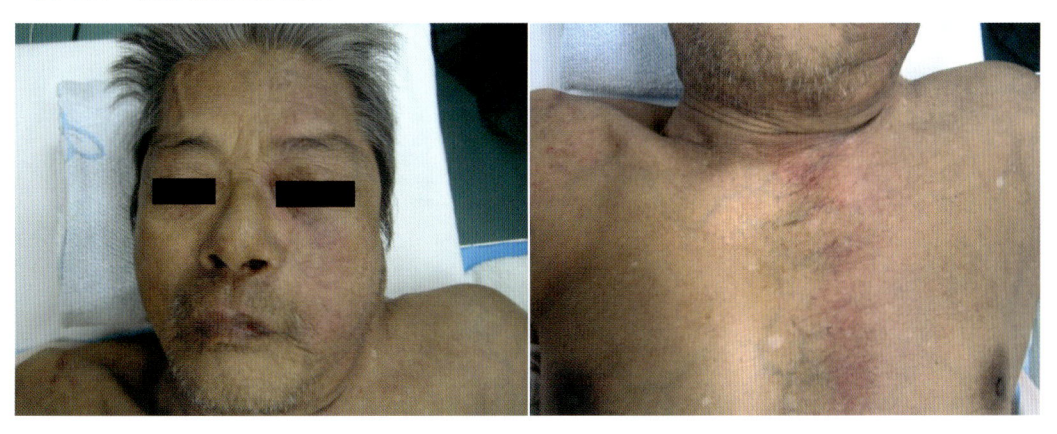

左顔面，左前胸部の細い静脈の拡張。通常みられる側副路とは異なる。血行動態は不明である。

90　IX　静脈高血圧，側副路

図102　症例2011.01.06

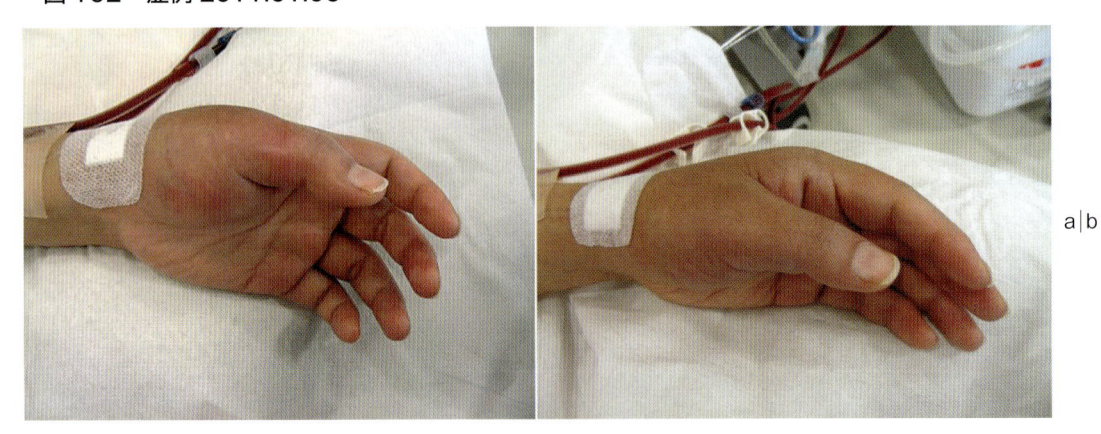

　透析歴2年。ときにみられる側々吻合のシャント手の腫脹で，適切な血管を結紮すれば当日より腫脹は速やかに消退するが，別の静脈を介し圧が加わると，他の指が腫脹することがある。その都度，責任静脈を結紮すればよい。しかし，吻合部から中枢側へ直接向かう流れが悪い場合は，尺側に迂回するため，結紮部位は慎重に決定しなければならない。迂回路を閉鎖するとこのAVFを失うことになる。
a：末梢側静脈を結紮1日後。b：3日後。

X　Vascular Access 閉塞時の緊急避難

　本章で示す方法はあくまでも緊急避難であり，一時的救済である。血栓は結果であり原因ではない。血栓を生ずる原因は，吻合部の狭窄，静脈弁の肥厚，静脈の屈曲，絞扼，内膜の肥厚などに起因する血流の停滞で，これらを解決しなければならない。血栓除去と同時に静脈の救済を急ぐべきで，血栓が器質化してしまう前に速やかに対応すべきである。筆者は当日～翌日に修復を行っている（一時的救済が困難と判断される例では1週以内）。

1．閉塞時の緊急処置（血栓）

　早期であれば，血栓部分のマッサージで一時的に解決することがある。マッサージすると血栓は動脈圧で中枢側へ流れ，肺にとどまることになるが，この程度で剝がれる軟らかな血栓は線溶活性の比較的高い肺で，融解すると思われる。外シャントの時代には除去できない血栓をしばしば静脈側へ押し込まざるをえなかったが，自・他覚的に異常を認めた経験はない。大量の血栓のないことを確認して行う。血栓による狭窄部の拡張でもある。
　以下は直近の透析を可能にするための緊急避難である。
　1）早期であれば指で血栓の可動性を確認し，ウロキナーゼ6万単位，ヘパリン1,000単位を全身投与し，血栓部分のマッサージを行い静脈中枢側へ押し出す（図103）。
　2）次いで，血栓部を18G針で穿刺し，ウロキナーゼ6万単位，ヘパリン1,000単位を加えた生食水100 mLでポンピング（注入と吸引）とマッサージを行う（図104）。吻合部を指で押さえ血栓の動脈側への流出を防ぐ。

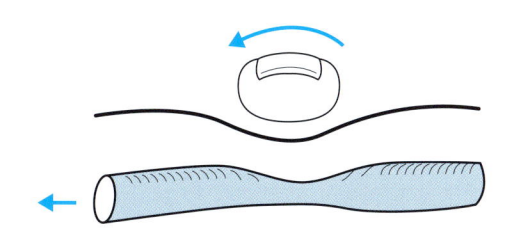

図103　血栓の押し出し

1)の処置で開通することも少なくないが，当初から2)を行うか，1)，2)とも行うことが多い．マッサージは単に血栓部を押すのではなく，皮膚をこすらず，指を転がすように中枢側へ送り出す感覚で行う（ビニールチューブに詰まった寒天を強く押しつけ移動させるイメージ）．少量でも溶解液が注入できれば開通の可能性は大きい．通常は，動脈吻合部が先に開通する．開通後に抗血小板薬，抗凝固薬などの服用も一般に行われているが，多くは期待できない．狭窄や閉塞の場所，原因を取り除くべきである．PTAなどが広く行われているが，狭窄部が均一に拡張しているかどうかは不明で，血管壁を脆弱な部分から破壊しているかもしれない．血栓や内膜の肥厚部は拡張後，消失するわけではなく，押しやられているのである．一時的救済を漫然と繰り返すと，静脈は索状に硬化し修復不能となる．PTAで拡張したあと板状に石灰化すると開存性は良いようである．血栓や内膜を切除するためのSimpson Atherocathなどは優れた道具ではあるが，表在性の血管に用いるにはいささか抵抗がある．ガウンテクニック，手術室の利用が避けられないのであれば，筆者はメスを選ぶ．

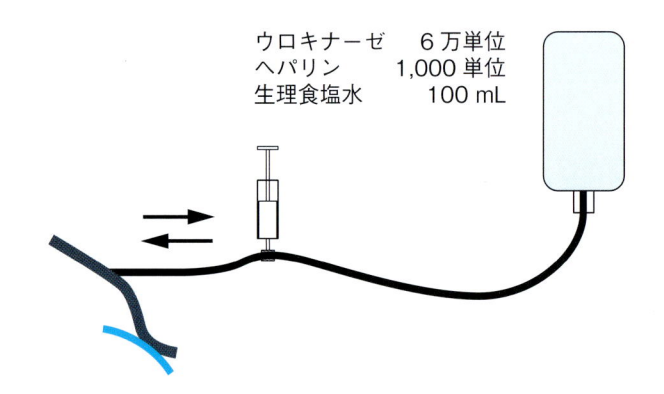

図104 血栓溶解法

2．緊急時のVascular Access

VA閉塞が解決できず，新たなVAが使用できるまでには一定の期間が必要で，その間の透析をどのように継続するかは現場の最大の関心事である．動脈は比較的容易に確保できるが，透析歴が長く静脈の荒廃した例では，動脈でのシングルニードル法が必要なこともある．

1）カテーテル留置

AVFの設置されていない患者では，緊急透析に際しカテーテル留置が当然のように行われているが，頸部静脈や鎖骨下静脈のカテーテル留置は禁忌としたい．カテーテル留置のため狭窄を生じ，後日，同側にシャントを作製したとき，同側肢に高度の浮腫をきたすことがあるためである（静脈高血圧）．通常のカテーテル留置後の狭窄は，静脈圧のみで静脈拡張や浮腫などをきたすことはない．この静脈狭窄の影響は，シャント化され動脈圧を加えたときに遅れて出現する．

緊急であることでそれが許されている現状がある。ほんとうに頸部静脈，鎖骨下静脈，大腿静脈のカテーテル留置以外に方法はないのだろうか。この優れたデバイスが先行し，他の可能性に眼を向けていないように思える。筆者はここ20数年，カテーテル留置を避け動脈穿刺で緊急透析を行ってきた。確かに，いったんカテーテルを留置するとその後は楽であるが，穿刺に伴う危険を回避するには穿刺そのものを避けるしかない。躯幹に近い大血管穿刺の失敗は患者の死に至ることもある（Ⅷ章2．動脈の変化80頁参照）。エコーガイドを過信してはならない。

2）動脈穿刺

筆者は緊急時やVA閉塞時には橈骨動脈または上腕動脈の毎回穿刺を好んで行っている。穿刺部の十分な局麻後，膨隆を圧迫し消失せしめ，正中または手首で伸展させた動脈を穿刺する。努めて1回で成功させること，抜去後の止血を確実に行うことが重要で，これらは次回穿刺を容易にする。意外に簡単な方法である。このとき正中神経を穿刺してはならない。動脈穿刺（最長1カ月）に伴う重大な合併症の自験例はないが，血腫，皮膚壊死に注意すること（80頁）。透析医に求められる必要不可欠な手技としたい。動脈穿刺は限られた期間を動脈の直接穿刺で凌ぐ安全な方法であり，血流Qbは100〜150 mL/min程度でよい。

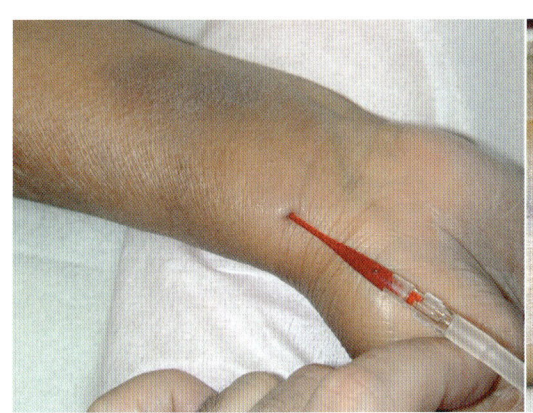

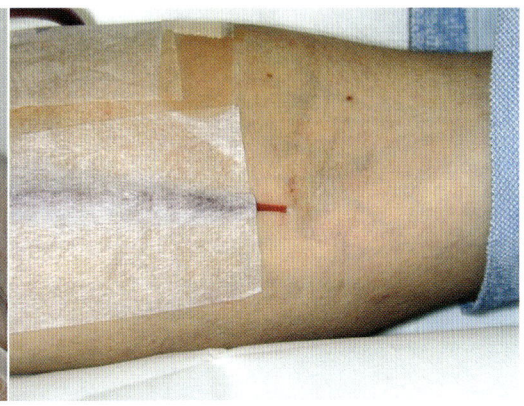

図105　動脈穿刺
a：橈骨動脈の穿刺（18G針）　b：正中上腕動脈の穿刺（18G針）

3）吻合部の穿刺

通常の一次AVFでは吻合部の橈骨動脈穿刺が可能である。閉塞した静脈を穿刺し，動脈内へ外套を送り込むことも可能なことが多い。返血する静脈を確保する必要がある。

図106の2例の橈骨動脈は直接穿刺で2年間使い続けることができた。

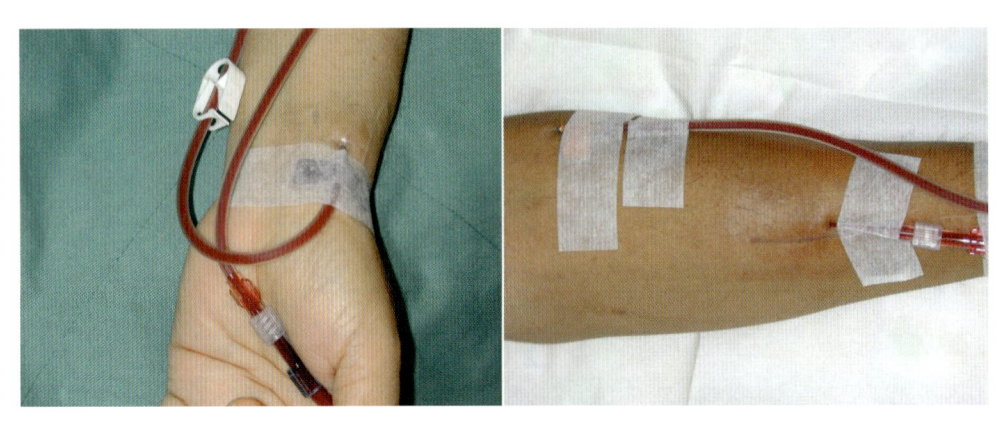

図106　吻合部の穿刺

4）グラフト閉塞部からの刺入

　閉塞したグラフトの動脈近くを穿刺し，動脈内へ外套を送り込むことも可能である。ほとんどの場合，動脈は開存している。長期間これを行い，動脈内部を傷つけると徐々に動脈の狭窄をきたすこともあるが，数年にわたり使用できる例もある。動脈閉塞の経験はない。返血する静脈を確保する必要がある。

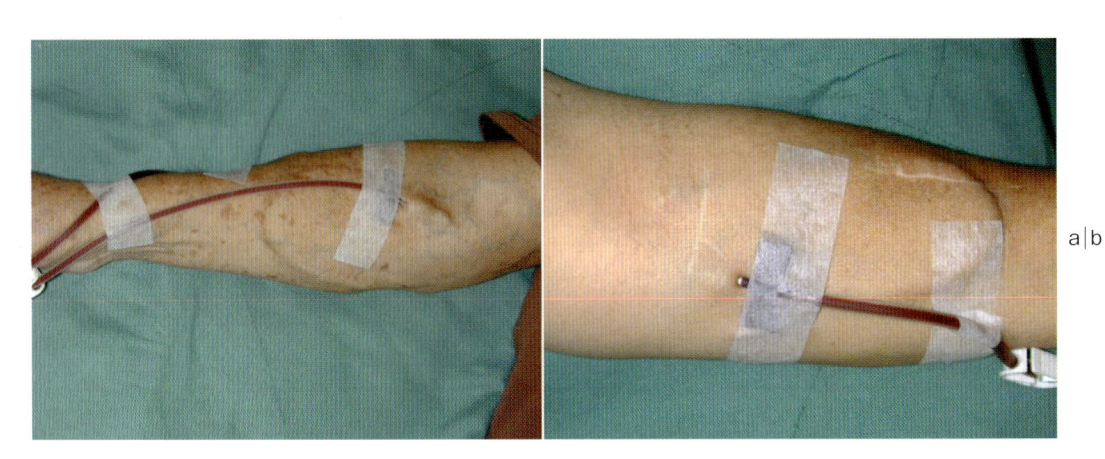

図107　閉塞したグラフト吻合部付近から動脈へアクセスしている2例
bはグラフト閉塞後8年経過したにもかかわらず使用可能であった。

5）静脈の確保

　頻回の AVF, AVG 作製例で，上肢静脈がすでに荒廃していると静脈の確保に難渋する。前腕尺側皮静脈はしばしば開存しているが，穿刺の姿勢に難点がある。大伏在静脈は駆血し用手的に拡張させると穿刺が可能になる。緊急時には静脈の表在化は間に合わない。動脈に比べて静脈の確保は難渋することが多い。

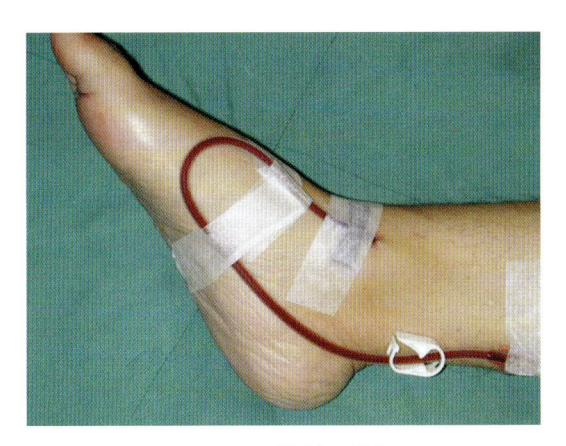

図 108　静脈の確保

Key words INDEX

A-Z
AAP	71
AAP作製法	72
arterial access port	71
arterio-venous fistula	4
arterio-venous graft	4, 35
AVF	4, 30
AVF作製部位	9
AVG	4, 35, 39, 40
AVGのデザイン	41
BHスティック	66
blood access	2
E-PTFE	40
median cephalic vein	8
shunt less	45
snuff box	6, 7, 9
Tabaciére	6, 7
V. profunda cubiti=V. anastomotica	9
vascular access	2, 92
vascular access作製	8
vascular accessの種類	4

あ行
圧排	57
アロンアルファ	26
糸の結び方	14
ウロキナーゼ	91

か行
加圧法	16, 17
外頸静脈	56, 57
開窓法	24, 25
仮性瘤	59
合併症	74
カテーテル留置	92
皮切	15
皮切線	54
患者への説明	10
感染	65
吸収糸	33, 34
狭窄	85
局所麻酔	15
緊急処置	91
緊急避難	91
グラフト内部	83
グラフトの置換	84
グラフト閉塞部	94
血液回路	63
血管の拡張	23
血管の管理	5
血管の診察	5
血管の剝離	15
血管吻合	30
血管瘤	59
血腫	59
血栓	91
血栓除去	82
血栓溶解法	92
ケリー	50
抗凝固薬	6
抗血小板薬	6
合成編み糸	34
合成モノフィラメント	34

さ行
シアノアクリレート	26
止血操作	61, 63
自己血管	62
尺側皮静脈	40
シャント血管	62
シャント肢	60
手術機器	12
手術器具	12
術者の位置	10
橈骨静脈	30, 43
橈骨動脈の拡張	81
橈骨動脈の剝離	23
橈骨動脈の露出	23
上肢血管	6
橈側正中皮静脈	8
橈側皮静脈	7, 30, 40
消毒法	60
静脈高血圧	85
静脈の確保	95
静脈の救済	91
静脈の剝離	19
静脈弁	24
静脈弁の肥厚	78
上腕二頭筋腱膜	45
上腕部のAVG	40

助手	3
人工血管	62, 69
人工血管内腔	82
深正中静脈	9
スチール症候	71
ステント	42
正中上腕動脈	37, 39, 40
石灰化	76, 79, 83
穿刺	59, 60
穿刺開始時期	29
穿刺孔	63
穿刺針	63
穿刺部位	60
穿刺法	74
側副路	85

た行

大伏在静脈	57
ダルニードル	59, 66
注射器	82
中心静脈	85
中心静脈閉塞	86
チューブ	82
電気メス	23
動静脈の吻合	26
動静脈瘻	4
透析開始	8
動脈アクセス・ポート	71
動脈穿刺	93
動脈の伸展	80
トンネラー	48, 49

な行

内シャント	66
内膜(の)肥厚	76, 81, 82, 84
肉芽形成	75

は行

パラシュート吻合	26
伴走静脈	39
バンディング	86
皮下トンネル	45
皮静脈	37
皮神経の処置	16
皮神経の剥離	16
皮膚壊死	63
皮膚の閉鎖	28
表在化	37, 53
浮腫	57
不良肉芽	75
吻合部血管	43
吻合部の穿刺	93
閉塞	44, 85
ヘパリン生食	23
縫合糸	81
ボタンホール穿刺	59, 66, 69
ポリウレタン	37, 39
ポリウレタン製人工血管	70

ま行

右大腿動静脈	53

や行

輸液	5

ら行

リドカイン	15, 23
瘤形成	79
粒状石灰化	80

あとがき

初めてAVFの作製を見学したのは40年ほど前になる。信楽園病院で今は亡き平澤由平先生の鉤引きをしながらである。前壁の吻合をするよう言われた。翌日の症例では，突然「私が助手をしますので，自分でやってみてください」と平澤先生。手術が終わって，「それでいいです。自由におやりなさい」。そのお言葉がいまだに耳に残り，しくじらないよう慎重にAVFを作製するという筆者の姿勢を支えている。

序論でも述べたように本書は筆者の経験に基づくもので，全体の構成の不備，冗舌な部分，言葉の足りない部分もあるかもしれないがお許しいただきたい。

手術中は，緊張を強いられる助手や他のスタッフの協力なしにはバスキュラーアクセスは完成しない。本書の出版は彼らの陰の支えに負うところ大で，ここに感謝の言葉を記しておきたい。また東京医学社　蒲原一夫氏，宮澤直子氏には字句の修正，校正などをしていただき感謝申し上げる。

バスキュラーアクセス実践ガイド―写真から学ぶ作り方と考え方

定価（本体3,200円＋税5%）
消費税変更の場合，上記定価は税率の差額分変更になります。

2012年6月20日　第1版発行

著者	當間茂樹
発行者	小黒正榮
発行所	株式会社　東京医学社

〒113-0033　東京都文京区本郷3-35-4
編集部　　　　　　　　　　　　　　　TEL 03-3811-4119　FAX 03-3811-6135
販売部　　　　　　　　　　　　　　　TEL 03-3265-3551　FAX 03-3265-2750
URL: http://www.tokyo-igakusha.co.jp　　E-mail: hanbai@tokyo-igakusha.co.jp　　振替口座　00150-7-105704
正誤表を作成した場合はホームページに掲載します。

© Shigeki TOMA 2012 Printed in Japan
印刷・製本/三報社印刷

乱丁，落丁などがございましたら，お取り替えいたします。
・本書に掲載する著作物の複写権，翻訳権，上映権，譲渡権，公衆送信権（送信可能化権を含む）は㈱東京医学社が保有します。
・JCOPY　<㈳出版者著作権管理機構　委託出版物>
本書の無断複写は著作権法上での例外を除き禁じられています。複写される場合は，そのつど事前に㈳出版者著作権管理機構（TEL 03-3513-6969，FAX 03-3513-6979，e-mail：info@jcopy.or.jp）の許諾を得てください。

ISBN978-4-88563-215-0 C3047 ￥3200E